폐렴을
막으려면
목을 단련하라

1만여 명의 건강 수명을 연장한 명의가 알려주는
삼키는 힘 강화 프로젝트

폐렴을 막으려면 목을 단련하라

니시야마 고이치로 지음 | 오승민 옮김

삼호미디어
samho MEDIA

30년 경력의 전문의가 밝히는
목과 삼키는 힘, 그리고 건강 장수의 비밀

　먼저 이 책을 집어든 여러분에게 한 가지 질문을 드려볼까 합니다. 무병장수를 하기 위해 절대 약해지면 안 되는 몸의 기능은 무엇일까요? 다리 근육? 물론 중요합니다. 근육이 약해지면 제대로 걷지 못하고 계속 누워 지낼 가능성이 커질 테니까요. 혈관 건강? 이 또한 중요하지요. 고혈압이나 고지혈증으로 혈관 기능에 문제가 생기면 뇌와 심장에 심각한 질환이 유발될 위험성이 커질 테니 말입니다.

　그런데 근육이나 혈관 기능 그 이상으로 '절대로 약해지면 안 되는 기능'이 있습니다. 바로 연하(嚥下) 기능, 즉 음식을 삼키는 힘입니다. 인간은 음식을 먹고 에너지를 공급받아야 생명을 유지할 수 있습니다. '먹는 행위'는 생물이 생명 활동을 영위하는 데 가장 기초가 되는 행동입니다. 우리는 이를 극히 당연한 일로 여기며 매일을 살아가고 있습니다.

하지만 삼키는 힘이 약해지면 이 '당연히 할 수 있었던 일'이 당연하지 못한 일로 바뀌어 버립니다. 목(목구멍)으로 삼키는 힘이 떨어지면 종종 '오연(誤嚥, 잘못 삼킴)'을 일으키게 됩니다. 음식을 잘못 삼켜 식도가 아닌 기관이나 폐로 이물질이 들어가면 염증이 생길 수 있고, 악화되면 흡인성 폐렴으로 진행되기도 합니다. 심한 경우 이 흡인성 폐렴 때문에 사망하는 경우도 생깁니다.

현재 폐렴은 일본인의 사망 원인 중 3위를 차지하고 있습니다. 현대인의 사망 원인은 과거 오랫동안 1위 암, 2위 심장 질환(주로 심근경색), 3위 뇌혈관성 질환(주로 뇌졸중)이 부동의 톱 3를 차지하고 있었습니다. 그랬던 것이 2011년 폐렴에 의한 사망자 수가 뇌혈관성 질환 사망자 수를 앞지르며 3위로 올라선 이후 계속 순위를 유지한 채 현재에 이르고 있습니다. 때문에 폐렴에 의한 사망은 현재 사회 문제로 대두되기 시작했습니다.

폐렴 사망자 수가 이렇게 증가하는 이유는 무엇일까요? 이는 흡인성 폐렴으로 사망하는 고령자가 늘어났기 때문입니다. 풀어서 말하면 삼키는 힘이 약해져 오연이 빈번하게 발생한 결과, 폐렴에 걸려 사망하는 사례가 크게 증가했다는 것입니다.

그러므로 아프지 않고 장수하기 위해서는 잘 삼키는 힘이 절대적으로 필요합니다. 특히 70대 이상의 고령자라면 삼키는 힘을 얼마나 잘 유지하느냐가 수명을 결정짓는 열쇠라 해도 과언이 아닙니다. 그리고 이는 결코 고령자만의 문제라고 할 수 없습니다. 실제로 삼키는 힘은 40~50대부터 서서히 떨어지기 시작합니다. 30대부터 오연이 시작된다는 보고도 있습니다. 연하 기능은 나이가 든 어느 시점에서 급작스럽게 떨어지는 것이 아닙니다.

"요즘 밥을 먹다가 자주 사레가 들어요."

"밥을 먹고 나면 쉰 목소리가 납니다."

"비타민처럼 커다란 알약을 삼키기가 어려워졌어요."

"가끔 내 침에 사레가 들기도 합니다."

"자꾸 가래가 생겨요."

"옛날보다 밥 먹는 데 시간이 오래 걸려요."

"이젠 먹는 것도 힘들다는 소리가 절로 나와요."

혹시 이와 같은 사소한 변화가 조금이라도 느껴진다면 이는 삼키는 힘이 떨어지기 시작했다는 신호로 해석해야 합니다. 음식을 삼키는 행위는 평균 0.8초라는 아주 짧은 시간 내에 이루어집니다. 자세한 것은 2장에서 다루겠지만, 이 0.8초 사이에 '후두를 올린다', '기관 입구를 닫는다', '식도를 연다', '음식을 식도로 보낸다'와 같은 동작들의 연계 플레이가 이루어집니다. 마치 묘기와도 같은 이 연계 플레이는 조금만 타이밍이 어긋나도 문제가 발생합니다. 단 하나의 동작이 조금이라도 늦어지면 음식이 기관으로 잘못 들어가 사레들거나 기침을 하게 됩니다.

이러한 타이밍의 어긋남이나 반응 지연은 40대나 50대에서도 꽤 일어납니다. 그리고 시간이 지나면서 그러한 어긋남과 반응 지연이 서서히 늘어나고, 점차 삼키는 데 지장이 생기면서 본격적으로 삼킴 장애를 앓게 되는 것이지요.

그러나 다행히도, 삼키는 힘은 충분히 강화할 수 있습니다. 헬스를 하면 근육과 근력이 생기는 것처럼 목을 강화하는 적절한 트레이닝을 하면 연하 기능을 단련할 수 있습니다. 트레이닝으로 평소 삼키는 힘을 유지하면, 나이가 들어서도 오연 없이 건강하게 장수할 수 있습니다.

저는 지금까지 이비인후과 의사로서 환자들의 귀, 코, 인후, 그리고 기관, 식도, 몸 전체의 건강을 관리하면서 약 30년 동안 수많은 환자들의 회복과 치료를 도왔습니다. 연하 전문의로서는 1만 명 이상의 삼킴 장애 환자들을 진료했습니다. 진찰한 환자 수로 따진다면 저만큼 방대하게 연하 치료를 경험한 의사는 그리 많지 않을 것입니다.

연하 문제로 제가 운영하는 병원을 찾아오는 환자들은 대개 70~80대 고령자입니다. 그중에는 삼키는 힘이 상당히 약해져 거의 먹지 못하는 분들도 있습니다. 물론 그런 경우일지라도 제대로 치료받고 삼키는 트레이닝을 꾸준히 하면 연하 기능을 회복되기도 합니다. 제대로 삼킬 수 있게 되면 예전보다 몰라보게 기력을 되찾기도 합니다. 이것은 결코 드문 일이 아닙니다. 한 가지 사례를 소개하자면, 한 여성분이 이런 위기감을 호소하며 제가 있는 병원을 찾아왔습니다.

"언제부터인가 물 마시기가 힘들어졌어요. 그래도 그냥 그런가 보다 하고 몇 달을 방치했더니 이제는 물을 마시기만 해도 사레가 들리고 처방받은 알약도 삼킬 수 없게 되었습니다. 이대로 가다가는 나중에 먹지도 못하게 되는 건 아닌지 걱정스러워요."

이미 몇 군데 병원에서 진료를 받았지만, 뚜렷한 원인을 알아내지 못했고 여러 가지 민간요법도 써봤지만 소용이 없었다고 합니다. 저는 먼저 몇 가지 필요한 검사를 한 후, 연하 훈련을 실시하고 식단을 재검토하도록 했습니다. 그 결과 어떤 일이 벌어졌을까요? 그 환자는 한 달여가 지난 후에는 물을 마셔도 사레들지 않고 알약도 꿀꺽꿀꺽 삼킬 수 있을 만큼 회복되었습니다. 첫 내원 당시 몹시 우울해하던 모습에서 하루가 다르게 건강을 회복하고 성격까지 밝아진 것은 말할 것도 없습니다.

이처럼 환자가 회복하는 모습을 보는 것은 의사로서 보람 있는 일입니다. 다만 날마다 수많은 삼킴 장애 환자들을 접하다 보면 '좀 더 일찍 삼키는 힘을 관리하기 시작했더라면 이 지경까지는 이르지 않았을 텐데…….' 하는 안타까운 마음이 드는 것도 사실입니다.

'삼키는 힘은 젊을 때부터 서서히 떨어지기 시작한다.'라는 사실을 아는 사람은 거의 없습니다. '삼키는 힘은 트레이닝으로 단련할 수 있다.'라는 사실을 아는 사람 또한 많지 않지요. 이 같은 사실을 모르고 있기 때문에 수많은 사람들이 무방비 상태에서 삼키는 힘을 잃어 가고 있는 것입니다.

저는 삼킴 장애로 고생하는 환자들을 매일 진찰하면서 언제부턴가 '삼키는 힘을 관리하는 것의 중요성을 많은 사람들에게 알릴 수 있는 책을 집필하고 싶다.'라는 생각을 품게 되었고, 그 마음이 결실을 맺은 것이 바로 이 책입니다. 이 글을 읽고 있는 독자 여러분은 당장 오늘부터라도 삼키는 힘을 키우도록 노력하기를 바랍니다. 10년, 20년, 수십 년 뒤에도 건강을 유지할 수 있느냐 없느냐의 여부는 지금 얼마나 삼키는 힘을 키워 놓느냐에 달려 있습니다. 확실하게 삼키는 힘을 단련해 놓는다면 분명 80세, 90세, 100세가 되어서도 맛있는 음식을 마음껏 먹을 수 있는 건강을 유지할 수 있을 것입니다.

인간은 온전히 먹고 마실 수 있어야 행복하게 살 수 있습니다. 삼키는 힘은 앞으로의 인생과 수명을 크게 좌우하는 열쇠입니다. 먹을 때마다 사레가 들거나 기침을 한다면 이를 절대 방치해서는 안 됩니다. 이 책을 읽고 삼키는 힘을 단련하여 건강하게 장수하기를 바랍니다. 여러분 스스로의 힘으로 행복한 노후를 일구어 나가기를 기원합니다.

| 차례 |

제 1 장

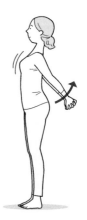

요즘, 왜 이렇게 툭하면 사레가 드는 걸까?
건강과 장수의 적신호를
주시하라

제 2 장

삼키는 힘이 약해질 때 우리 몸은 병들기 시작한다

무병장수의 열쇠,
인후 건강을 지켜라

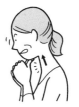

제 3 장

나이 들어서도 꿀꺽꿀꺽 삼킬 수 있는 힘을 기른다
매일 힘들이지 않고 쉽게 실천하는 8가지 기적의 인후 운동

제 **4** 장

잘못 삼키는 것은 암만큼이나 위험하다

오연을 예방하는
9가지 식사 규칙

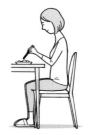

제 5 장

목, 이럴 때는 어떻게 해야 하나요?
목구멍에 관한 다양한
고민 해결을 위한 Q&A

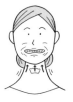

제 6 장

인간은 목구멍부터 늙고 목구멍부터 되살아난다

잘 먹고 잘 삼키며
오래도록 행복한 인생 살기

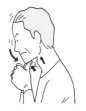

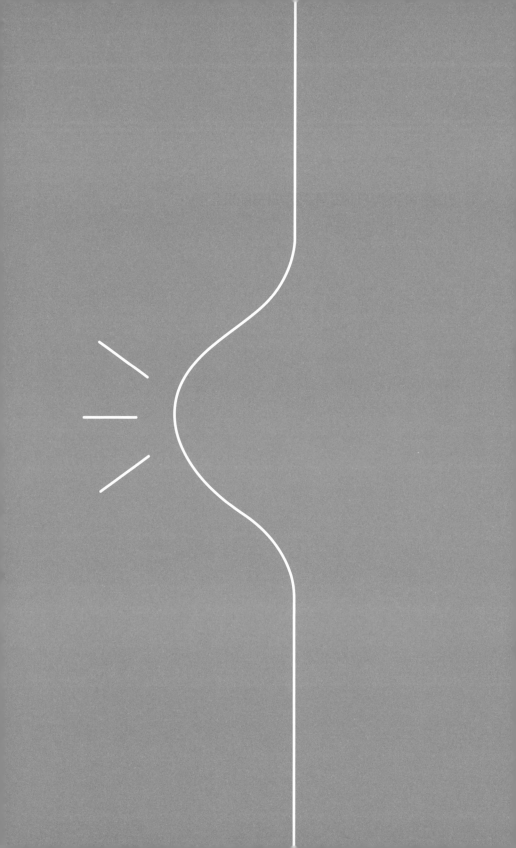

제 1 장

●

요즘, 왜 이렇게 툭하면 사레가 드는 걸까?

건강과 장수의 적신호를
주시하라

'사례'라는 노화 신호를
빨리 알아차리는 것이 장수 비결

사람이 음식을 목으로 삼키지 못하게 되면 어떻게 될까요? 영양 결핍이라는 심각한 문제가 발생할 뿐만 아니라, '먹는다'는 원초적 행위의 기쁨이 사라지면서 인간다운 삶을 누리기가 어려워질 것입니다.

음식물이 입안에 들어오면 우리는 순간적으로 목구멍 근육을 움직여 '꿀꺽' 하고 삼킵니다. 우리가 얼마나 오래 살 수 있는가는 이 꿀꺽 기능 즉, 삼키는 기능을 얼마나 오래 잘 유지하느냐에 달려 있다 해도 과언이 아닙니다.

그리고 인간은 인후(목구멍)부터 노화하기 시작한다는 것이 전문의로서 저의 견해입니다. 인후 건강과 밀접한 연관이 있는 '삼키는 힘'

은 40~50대부터 서서히 약해지기 시작하는데, 30대에서도 오연(잘 못 삼킴)이 일어난 사례가 종종 보고되곤 합니다. 인후를 움직이는 근육이 쇠약해지고 목구멍을 움직이는 반사 신경이 무뎌지면 꿀꺽 삼키는 타이밍에 점차 미묘한 시간차가 생깁니다.

이 '꿀꺽 삼키는 타이밍'에 문제가 생길 때 일어나는 것이 바로 사레와 기침이지요. 사레와 기침은 음식이나 물이 식도가 아닌 기관(후두에서 폐에 이르는 관, 호흡 시 공기의 이동 통로)으로 잘못 들어가려고 할 때, 우리 몸이 순간적으로 위험을 감지해 반사적으로 기침을 일으켜 기관으로 들어가려는 물질을 뱉어내는 작용입니다.

요즘 들어 밥을 먹다가 사레드는 일이 잦아진 듯한 느낌이 들진 않았나요? 만약 그렇다면 인후 기능이 저하되어 삼키는 힘이 약해졌다는 신호로 이해해야 합니다. 사레는 노화를 가장 빨리 알아차릴 수 있는 단서라 할 수 있습니다. 물론 40~50대 정도의 나이에 사레드는 일이 잦아졌다고 이를 '노화 신호'로 받아들이는 사람은 많지 않을 것입니다. 이 정도 연령대는 보통 아직은 스스로 젊다고 생각하기 때문에 사레가 들거나 기침을 한다고 해도 크게 신경을 쓰지 않습니다.

하지만 이런 신호를 계속 무시하다 보면 5년, 10년, 20년이 지나는 동안 어느새 삼키는 힘이 현저히 약해지고 잘못 삼키는 일이 빈번해집니다. 자신도 모르는 사이 인후 기능이 서서히 노화되는 것이지요. 연하 기능이 저하된 상태에서 사레드는 일이 잦다면, 이는 더 이상 단순한 문제가 아니며 심각한 상황을 초래할 수도 있습니다. 음식물이 기관이나 폐로 들어가는 것은 생명을 위협할 수 있는 매우 중대한 문제입니다. 질식이나 흡인성 폐렴으로 사망할 위험도 크게 증가하기 때문입니다.

인후의 노화를 좀 더 빨리 알아차리고 기능이 약화되지 않도록 노력해야 하는 이유가 여기에 있습니다. 사레, 기침과 같은 신호가 나타나기 시작할 때 이에 적극적으로 대처하느냐, 아니면 그냥 무시하고 방치하느냐의 갈림길에서 어느 길을 선택하느냐가 아마도 여러분의 수명을 크게 좌우할 것입니다.

건강하게 오래 살기를 바란다면, 사레들림을 그저 방치해서는 안 됩니다. 하루라도 젊을 때 인후 노화를 막는 길을 선택해 그 길로 나아가기를 바랍니다. 아무리 나이가 들어도 음식을 잘 삼킬 수 있도록 지금부터 인후의 힘을 단련해 나가야 합니다.

사레와 기침은
인후를 보호하는 방어 반응

먼저 오연에 대해 자세히 알아보도록 하겠습니다. 오연, 즉 '잘못 삼킴'은 음식물이나 침이 식도가 아닌 기관이나 폐로 들어가는 것을 말합니다.

목구멍(인후)은 '후두덮개'라고 부르는 목구멍의 뚜껑을 분기점으로 식도와 기관의 두 갈래로 갈라집니다. 음식이나 물은 식도로, 공기는 기관으로 들어가는데 인후의 기능이 떨어지면 식도로 들어가야 할 음식물이 다른 입구, 즉 기관으로 잘못 들어가게 됩니다. 급하게 음식을 먹다가 입안의 음식물이 기관으로 잘못 들어가서 사레가 들거나 기침을 한 경험이 누구나 있을 겁니다.

음식물이 기관으로 잘못 '들어갈 **뻔**'한 것은 오연이라 볼 수 없습

인후의 구조와 삼킴 원리

평상시에는 식도 입구가 닫혀 있고, 성대와 기관이 열려 있다.
반대로 삼킬 때는 성대가 닫히고 식도 입구가 열리는 구조다.

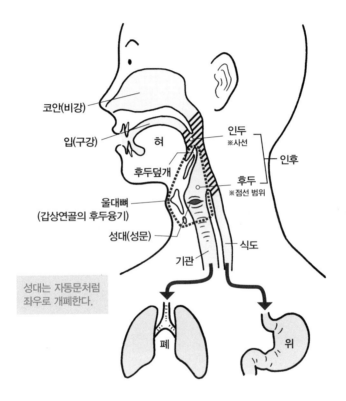

음식이 기관 방향으로 침입해도
성대보다 위에 머물러 있을 경우 '후두 유입',
성대보다 깊은 기관에 들어갈 경우 '오연'이라고 한다.

니다. 음식물이 기관 방향으로 들어가더라도 이것이 기관 입구에 있는 성대보다 위쪽에 머물러 있는 경우는 '후두 유입(후두 침입)'이라고 하여 오연과는 구분지어 생각합니다. 이 후두 유입 단계에서는 강하게 기침을 하면 내용물이 빠져나오는 경우가 대부분이어서 큰 문제가 되지 않지요.

단, 앞서 말했듯이 시도 때도 없이 후두 유입이 일어나 사레드는 일이 잦다면 인후 기능이 노화되었다는 신호로 이해해야 합니다. 이러한 신호를 계속 무시하고 방치하면, 언젠가 필연적으로 오연이 일어날 수밖에 없습니다. 그러므로 후두 유입이 자주 일어난다면 '언제라도 오연이 일어날 수 있는 위험한 상태'로 보고 주의할 필요가 있습니다. 특히 사레가 일상적으로 일어난다면 '나는 이제 오연 예비군'이라 생각하고 삼키는 힘을 강화하도록 노력해야 합니다.

엄밀히 말해서 오연이란 기관 방향으로 침입한 음식이나 액체가 성대보다 깊게 들어가는 것을 말합니다. 오연이라고 하면 흔히들 노년층에게만 일어나는 골치 아픈 문제라고 생각하기 쉽습니다만, 젊은 사람도 오연을 일으킵니다. 다만 젊은 사람은 기침을 세게 해서 침입 물질을 제거하는 경우가 많을 뿐입니다. 사레나 기침은 기관과 몸을 보호하는 방어 반응입니다. 아무리 기관이나 폐로 음식물이 잘못 들어가더라도 기침으로 빼내기만 하면 전혀 문제될 것이 없지요.

또한 오연에 의해 기관이나 폐로 음식물이 들어갔다고 반드시 흡인성 폐렴이 되는 것도 아닙니다. 폐렴에 걸리느냐 안 걸리느냐는 들어간 음식물의 양과 몸의 저항력에 달려 있습니다. 잘못 삼킨 음식물이 소량이면 폐렴에 걸리지 않을 수도 있고, 나이가 젊거나 면역력이 강하면 잘못 삼키더라도 폐렴까지는 가지 않는 경우가 대부분입니다. 그러나 고령이거나 체력이 약하거나 질병, 부상, 수술 등으로 면역력이 저하된 경우라면 잘못 삼킨 음식물과 함께 침입한 세균이 기관이나 폐에서 증식해 염증을 유발합니다. 이 염증이 악화되면 흡인성 폐렴으로 진행되는 거지요.

여기서 유념해야 할 또 하나는 사레들림이나 기침이 없는 오연도 있다는 사실입니다. 고령자나 면역력이 떨어져 있는 사람은 음식물을 잘못 삼켜도 사레들리거나 기침하지 않는 경우가 있습니다. 이는 인후의 감각에 이상이 있는 탓에 잘못 침입한 음식물을 뱉어내려는 '기침반사'가 유발되지 않기 때문입니다. 또한 만성적으로 오연이 반복되면 사레들림이 없어지기도 합니다.

이 같은 '사레들림이나 기침을 동반하지 않는 오연'은 전체 오연의 30~70%를 차지하는 것으로 알려져 있습니다. 사레들림이나 기침이 없으면 잘못 삼켰는지 여부조차 알 수 없습니다. 이러한 이유로 고령자나 면역력이 저하된 사람 중에는 자신도 모르는 사이 오연을 일으켜 폐렴에 걸리는 사례가 상당히 많습니다. 최악의 경우 폐렴이 악화되어 사망에 이르기도 하지요.

그러므로 한 살이라도 젊을 때 사레들림이나 기침과 같은 '인후의 노화 신호'를 민감하게 받아들이고, 인후 기능이 저하되지 않도록 적극적으로 노력해야 합니다.

기도와 기관의 차이

우리가 흔히 사레들었다고 할 때 "기도에 음식물이 들어갔다."라고 표현하는데, 엄밀하게는 "기관에 물이 들어갔다."라고 하는 것이 더 정확합니다. 기도(氣道)는 호흡할 때 공기가 지나가는 길로, 콧구멍, 코안, 인두, 후두의 상기도와 기관, 기관지, 세기관지, 폐포의 후기도로 이루어져 있습니다. 공기가 지나가는 통로가 모두 기도인 것이지요. 한편 기관(氣管)은 하기도가 시작되는 구역으로, 후두 바로 아래에서 시작하여 양측 주 기관지로 분지되기 전까지의 기도를 의미합니다.

노인 폐렴의 70% 이상은
오연과 관계가 깊다

앞서 말했듯이 폐렴은 현대인의 사망 원인 중 3위를 차지하고 있습니다. 1위가 암, 2위가 심장 질환, 3위가 폐렴으로, 과거에는 뇌졸중과 같은 뇌혈관성 질환이 3위였으나 폐렴 사망자가 점차 증가하면서 2011년에 폐렴이 뇌혈관성 질환을 앞지르고 현재까지 그 순위를 유지하고 있습니다(일본 후생노동성 발표).

폐렴으로 사망하는 사람 대부분은 75세 이상의 노인이며, 노인 폐렴 환자의 70% 이상이 오연과 관련이 있다고 합니다. 따라서 최근에 폐렴 사망자 수가 계속 증가 추세인 것은 흡인성 폐렴이 증가했기 때문이라고 봐도 무방할 것입니다.

도대체 이토록 흡인성 폐렴으로 사망하는 사람이 늘어나는 이유는 무엇일까요? 가장 큰 이유는 평균 수명이 증가했기 때문입니다. 2015년 일본인 평균 수명은 여성이 약 88세, 남성이 약 81세인 것으로 나타났습니다(2016년 한국인의 평균 수명은 여성이 약 85세, 남성이 약 79세임). 반면 1960년의 평균 수명은 여성이 약 70세, 남성이 약 65세로, 이 수치만 보더라도 얼마나 장수 사회가 되었는지를 바로 알 수 있습니다.

수명이 비교적 짧았던 과거에는 삼키는 힘이 저하되기 이전에 대부분 사망했고, 따라서 예전에는 연하 기능 유지의 중요성을 그리 강조할 필요가 없었습니다. 그런데 최근에 80~90대까지 장수하는 사람이 많아지면서 삼키는 힘이 약해지는 사람 또한 늘어나게 되었고, 그 결과 오연에 의한 흡인성 폐렴이 증가하게 된 것입니다.

참고로 폐렴이 사망 원인 3위로 올라선 2011년도에는 '오연에 의한 질식 사고'로 인한 사망자 수(4816명, 일본 후생노동성 발표)가 같은 해 '운수 사고'에 의한 사망자 수(4611명, 일본 경찰청 발표)를 앞질렀습니다. 폐렴에 의한 사망자 수는 아니지만 사회 전반이 고령화되면서 떡과 같은 음식으로 인한 오연 사고가 증가하고 있는 것은 자명한 사실입니다.

아마도 현대인의 평균 수명은 앞으로도 계속 늘어날 것입니다. 멀지 않은 미래에는 90대까지 사는 것이 당연한 시대가 올지도 모릅니다. 그렇게 되면 흡인성 폐렴에 의한 사망자 수는 계속 증가할 것이며, 이는 지금보다 훨씬 심각한 문제가 될 것입니다.

삼키는 힘의 저하는 향후 고령화 사회에서 누구도 피해갈 수 없는 문제가 될 것이라 보는 이유가 여기 있습니다. 가령 현재 50, 60대 중에는 부모님을 간병하면서 이 문제에 직면해 있는 사람도 있을 것입니다. 그리고 앞으로 20~30년 뒤에는 오연이나 흡인성 폐렴이 당장 본인의 문제로 다가오게 됩니다. '나와는 상관없는 얘기'라고 치부할 때가 아닙니다. 이제는 남의 일이 아닌 자신의 문제로서 인후의 노화 예방에 힘써야 할 시대인 것입니다.

한국인의 주요 사망 원인과 사망률

우리나라 통계청이 발표한 2016년 국내 사망 원인은 1위 암, 2위 심장 질환, 3위 뇌혈관 질환이며, 4위가 폐렴입니다.

참고로 뇌혈관 질환으로 인한 사망률은 매년 낮아져 2006년 대비 약 15% 감소한 반면, 폐렴으로 인한 사망률은 해가 갈수록 높아져 전년 대비로는 11.6% 증가, 2006년 대비로는 350% 증가해 5대 사망 원인 중 가장 높은 상승 폭을 보였습니다.

순위	사망 원인	사망률(인구 10만 명당 명)	
		2016년	2006년
1	악성신생물(암)	153.0	134.0
2	심장 질환	58.2	41.1
3	뇌혈관 질환	45.8	61.3
4	폐렴	32.2	9.3
5	고의적 자해(자살)	25.6	21.8

자료 : 통계청, 「2016년 사망원인통계」

열쇠는 울대뼈를
상하로 움직이게 하는 근육의 힘

삼키는 힘이 떨어지기 시작하면 겉으로 바로 알아차릴 수 있는 신호가 있습니다. 바로 '울대뼈'의 위치가 점점 아래로 처지는 것입니다. 울대뼈의 정식 명칭은 '갑상연골의 후두융기'로, 남성만큼 튀어나오지는 않았지만 여성에게도 있습니다.

고령자분들을 보면 울대뼈가 꽤 아래로 내려가 있는 경우가 많습니다. 이는 원래부터 아래에 있던 것이 아니고 젊을 때는 비교적 위에 위치하던 것이 나이 들어 인후 근육의 힘이 떨어지면서 점차 내려간 것입니다. 울대뼈가 내려가는 이유는 간단히 말해 울대뼈를 지탱하고 있는 근육과 건(힘줄)이 처지기 때문입니다.

여기서 잠시 울대뼈에 대해 좀 더 알아보겠습니다. 우리는 음식을 꿀꺽 삼킬 때 후두(울대뼈)가 위아래로 움직이는 것을 느낄 수 있습니다. 한번 침을 꿀꺽 삼켜서 직접 확인해 보기 바랍니다. 이는 후두거상근(喉頭擧上筋)이라 불리는 근육이 울대뼈를 끌어올리거나 내리면서 일어나는 움직임입니다.

본래 후두는 인후(목구멍)에서 공기와 음식물을 구분하는 역할을 하는데, 이 후두의 앞 쪽에 위치한 것이 바로 울대뼈입니다. 기관과 식도의 분기점에는 목구멍의 뚜껑인 후두덮개가 있는데, 이 후두덮개는 숨을 쉬거나 목소리를 낼 때는 열리고, 음식물을 삼킬 때는 순간적으로 닫힙니다. 기관 입구를 막음으로써 음식물이 기관으로 잘못 들어가지 않게 하지요.

이 목구멍의 뚜껑이 닫힐 때, 후두는 전체적으로 위쪽 전방으로 올라갑니다. 음식물을 삼킴과 동시에 위로 쑥 이동하여 뚜껑이 닫히도록 움직이는데, 이때 후두를 당겨 올리는 역할을 하는 것이 울대뼈 근육인 후두거상근입니다. 음식물을 꿀꺽 삼킬 때마다 이 근육이 '영차, 영차' 하며 후두를 당겨 올리면서 뚜껑을 닫는 것이지요 (32~33쪽).

그런데 나이가 들면 이 울대뼈 근육이 점차 쇠약해집니다. 그러면 후두를 끌어올리는 힘 역시 약해지게 되고 후두 위치도 전반적으로 내려갑니다. 근육을 지탱하는 힘이 저하되면 외관상으로도 울대뼈 위치가 아래로 내려가는 것을 볼 수 있습니다.

이처럼 후두 위치가 내려가 목구멍의 뚜껑이 제대로 닫히지 않게 되면 무슨 일이 일어날까요? 바로 오연이 쉽게 일어나게 됩니다. 뚜껑이 잘 닫히지 않으면서 틈새가 생기고, 음식물이 기관으로 들어가면서 오연이 일어나는 것이지요.

말하자면 오연이란 울대뼈 주변의 근육이 노화해서 일어나는 현상이라 할 수 있겠습니다. 물론 반사 기능이 떨어지거나 인후의 감각이 저하되는 등 오연을 초래하는 요인은 그 밖에도 여러 가지가 있습니다만, 그중에서 '울대뼈 근육의 퇴화'가 오연을 일으키는 최대 요인이라고 해도 무리가 없습니다.

바꾸어 생각하면, 인후 기능의 저하를 막으려면 울대뼈를 상하로 움직이는 근육을 단련하면 됩니다. 즉 인후 근육을 단련하여 '울대뼈를 원활하게 상하로 움직이는 기능'과 '뚜껑을 원활하게 개폐하는 기능'을 얼마나 잘 유지하느냐가 연하 기능을 지키는 중요한 열쇠가 되는 것이지요.

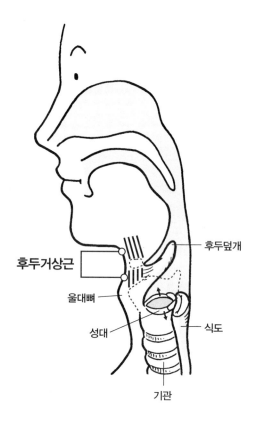

후두덮개

후두거상근

울대뼈

성대

식도

기관

[식도 입구가 닫히면서 코안(비강)에서 기관으로
공기가 통과하는 길이 만들어진다.]

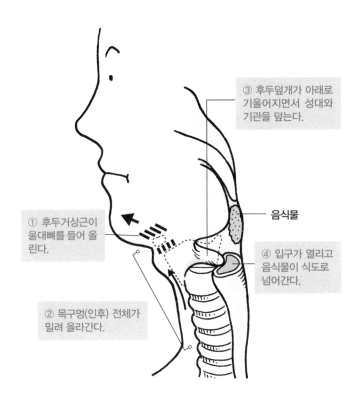

③ 후두덮개가 아래로 기울어지면서 성대와 기관을 덮는다.

음식물

① 후두거상근이 울대뼈를 들어 올린다.

④ 입구가 열리고 음식물이 식도로 넘어간다.

② 목구멍(인후) 전체가 밀려 올라간다.

'기적 같은 인후의 연계 플레이'에 대한
자세한 내용은 52쪽 참고.

울대뼈가 처지는 것은
엉덩이가 처지는 것과 같은 원리

노화 현상에 의해 우리 몸의 근육은 중년 이후 해마다 감소합니다. 몸을 움직이는 골격근의 경우 30대부터 연 1%의 비율로 줄어든다고 알려져 있습니다. 연 1%면 10년에 10%, 20년에 20%이므로 고령이 될 때면 상당량의 근육이 없어진다고 볼 수 있습니다. 팔, 다리 등을 구성하는 골격근의 감소량이 지나치게 많으면 '사코페니아(Sarcopenia, 근감소증)'로 진행되면서 걷거나 서는 것에도 지장이 생깁니다.

다만 내장을 움직이는 평활근의 경우 골격근보다는 감소 속도가 느립니다. 특히 내장 근육은 잘 노화되지 않는 편이며, 연하 기능을 관장하는 후두거상근군(울대뼈 근육군) 또한 다른 근육보다는 노화 속도가 더딘 편입니다. 실제로 전쟁이나 기근이 심했던 시절, 걷지 못할 만큼 근육이 감소하고 뼈만 앙상하게 남을 정도로 살이 빠지더라도 먹고 마시는 근육 기능은 꽤 오랫동안 유지될 수 있었습니다.

물론 그렇다고 전혀 노화하지 않는 것은 아닙니다. 앞서 말한 것처럼 나이 듦과 동시에 울대뼈 위치가 내려가는 것은 후두거상근의 근력 저하에 따른 것이며, 이 근육이 쇠약해지면 연하 기능에 문제가 발생하기 쉽습니다. 때로는 목숨을 위협하는 사태로까지 악화되기도 하지요.

후두거상근의 노화 외에도 울대뼈 위치가 내려가는 이유는 또 있습니다. 우리 목 내부인 인후는 마치 턱에서부터 공중에 매달려 있는 듯한 구조로 되어 있는데, 후두거상근 근육과 건이 이를 지탱하고 있습니다. 이처럼 구조가 불안정하기 때문에 후두를 지탱하는 근육이 조금이라도 쇠약해지면 중력을 이기지 못하고 결국 처지게 되지요.

직립이족보행을 하는 인간은 나이가 듦에 따라 근육이 감소하면 여러 신체 부위들이 중력을 이기지 못해 처지거나 내려갈 수밖에 없습니다. 뺨과 턱, 팔뚝 등의 살이 처지는 것도 이들을 지탱하는 근육(항중력근)이 감소하면서 점차 중력을 견디지 못하기 때문입니다. 나이가 들면 엉덩이가 처지기 시작하는데, 이 또한 엉덩이를 지탱하는 항중력근이 약해지기 때문입니다.

울대뼈 위치가 내려가는 것도 비슷한 원리입니다. '엉덩이가 처지고 후두가 내려가는 것은 모두 똑같은 노화 현상'이라는 말이 다소 억지스럽게 들릴지도 모르겠습니다. 하지만 우리 몸의 근육이 중력에 저항하기 위해서는 상당한 힘이 필요합니다. 그렇기에 노년이 되어 갈수록 근육이 쇠약해짐에 따라 여러 부위에서 하수(下垂, 처짐)가 일어나는 것은 피할 수 없는 자연스러운 현상인 것이지요.

40대부터 처지기 시작하는 울대뼈, 트레이닝으로 노화를 막는다

다음 쪽의 그래프는 연령에 따른 후두 위치 변화를 나타낸 것입니다. 남성과 여성 모두 젊어서부터 조금씩 울대뼈 위치가 내려가기 시작하다가 60대 이후부터 큰 폭으로 내려가는 것을 확인할 수 있습니다. 남성은 제5경추와 제6경추의 중간 높이에 있던 것이 제6경추보다 훨씬 아래로 내려갑니다.

여기서 특히 주목해야 할 것은 40대부터 이미 처짐이 시작된다는 점입니다. 30대는 물론이고 40~50대에도 '내 울대뼈가 처졌다.'라고 느끼지는 못할 것입니다. 하지만 울대뼈 하수는 자신도 모르는 사이에 서서히 진행되고 있으며, 적절히 대처하지 않으면 60대 이후 울대뼈가 크게 처질 수 있습니다.

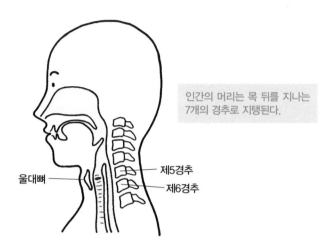

경추와 울대뼈의 위치 관계

인간의 머리는 목 뒤를 지나는 7개의 경추로 지탱된다.

울대뼈

제5경추

제6경추

연령에 따른 울대뼈의 위치 변화

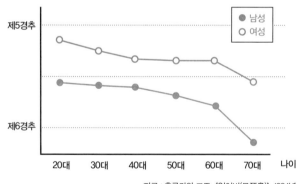

제5경추

● 남성
○ 여성

제6경추

20대　30대　40대　50대　60대　70대　나이

자료 : 후루카와 고조, 《일이비(日耳鼻)》, 1984년

남성은 40대 이후에 하수가 급격히 진행된다. 60대 이후에는 남녀 모두 크게 내려간다는 것을 알 수 있다.

사실 이는 꽤 무시무시한 이야기일 수 있습니다. 울대뼈 위치가 내려가는 것은 울대뼈를 상하로 움직이는 후두거상근의 힘이 약해져 있음을 의미합니다. 앞서 말했듯이 후두거상근이 쇠약해져서 울대뼈가 처지면 후두가 잘 올라가지 못하고, 후두덮개가 제대로 닫히지 않으면서 오연이 일어날 가능성이 커집니다. 오연이 일어나면 당연히 흡인성 폐렴이 발병할 가능성이 높아지고, 폐렴으로 생명을 잃을 위험 또한 커집니다. 이 끔찍한 사태를 불러일으키는 '문제의 싹'을 40대부터 우리도 모르는 사이 몸 안에 키우고 있는 것이지요.

그렇지만 삼키는 힘이 저하되는 것을 조기에 알아차리고 대책을 강구한다면 이 싹을 제거할 수 있습니다. 삼키는 힘은 단련할 수 있기 때문입니다. 평소에 인후 근육을 단련한다면 얼마든지 삼키는 힘을 키우고 노화를 멈출 수 있습니다.

"인후 근육을 단련하는 게 과연 가능할까?"라고 의심하는 사람도 있을 것입니다. 하지만 믿어도 됩니다. 웨이트 트레이닝으로 팔다리 근육을 굵고 단단하게 만들 수 있는 것처럼 인후 근육도 트레이닝을 통해 얼마든지 강하고 단단하게 만들 수 있습니다.

게다가 이 후두거상근을 단련하면 울대뼈를 올리는 힘과 울대뼈를 지탱하는 힘이 길러지면서 울대뼈 위치가 조금씩 올라가기 시작합니다. 하루라도 젊을 때 울대뼈 근육을 단련하면 울대뼈가 처지지 않고 계속 높은 위치를 유지할 수 있을 것입니다. 그러면 장래의 오연과 그에 따른 폐렴의 위험성을 효율적으로 감소시킬 수 있습니다.

우리 몸의 근육은 아무리 나이가 들더라도 단련할 수 있습니다. 가급적 젊어서부터 관리를 시작하는 것이 이상적이겠지만 70~80대라도 열심히 트레이닝을 한다면 얼마든지 근육을 키울 수 있습니다. 인후 근육 또한 마찬가지여서 아무리 나이가 들어 연하 기능이 약해졌다 하더라도 트레이닝을 열심히 해서 근력을 기른다면 얼마든지 연하 기능을 회복할 수 있습니다. 게다가 인후 트레이닝은 전혀 힘들지도, 어렵지도 않습니다. 가벼운 스트레칭과 체조 같은 동작을 지속하기만 해도 충분히 인후 근육을 단련하고 삼키는 힘을 향상시킬 수 있습니다.

세상에는 아무리 나이가 많을지라도 열심히 운동해 매력적인 몸매를 유지하는 사람이 적지 않습니다. 앞서 울대뼈가 내려가는 것은 엉덩이가 처지는 것과 마찬가지라고 했는데, 나이 들어서도 스쿼트와 같은 트레이닝으로 얼마든지 처진 엉덩이를 올릴 수 있지요. 인후 기능도 열심히 관리하면 울대뼈를 높은 위치로 유지하면서 오래도록 건강하게 생활할 수 있습니다.

조금 극단적인 사례이긴 하지만 인후 트레이닝으로 큰 효과를 본 경우를 짧게 소개하겠습니다. 70대 남성 B씨는 병원을 내원했을 때 입으로 음식을 먹을 수 없어 이미 위루(입을 통하지 않고 직접 위 속에 영양을 공급하기 위해 위와 외부가 연결되도록 외과적 수술로 만든 구멍)를 조성

노화에 따른 울대뼈의 처짐

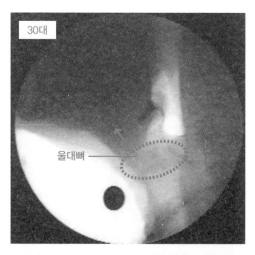

30대

울대뼈

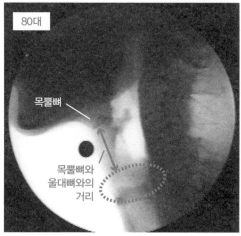

80대

목뿔뼈

목뿔뼈와
울대뼈와의
거리

목뿔뼈 : 혀 근육과
연결된 말굽 모양의
작은 뼈. 턱 바로 아
래에 위치한다.

나이가 들면 목뿔뼈에서 울대뼈까지의 거리가
크게 늘어난다.

했고 영양실조나 다름없는 상태였습니다. 그러나 검사를 실시한 결과, 적절한 치료로 회복이 가능하다고 판단해 식도를 넓히는 치료와 함께 영양 관리 지도를 실시했습니다.

그리고 울대뼈를 올리는 트레이닝을 시작하도록 했습니다. 그 결과 조금씩 입으로 먹을 수 있게 되었고 1년 뒤에는 쌀밥을 먹을 수 있게 되면서 위루도 제거했습니다. 본인과 가족 모두 위루를 제거하게 되어 무척이나 기뻐했던 것이 기억납니다. 이처럼 인후 트레이닝은 종종 극적인 성과를 나타내기도 합니다.

어떤 트레이닝을 해야 인후 근육을 키울 수 있는지에 대해서는 뒤에서 자세히 소개하도록 하겠습니다. 다시 한 번 강조하지만 울대뼈는 40대부터 이미 노화가 진행되어 처지기 시작합니다. 자신도 모르는 사이 인후 기능이 퇴화되지 않도록 가능한 한 빠른 시일 내에 삼키는 힘을 단련하는 트레이닝을 시작하기 바랍니다.

삼키는 힘의
저하 신호

앞서 울대뼈의 처짐은 40대부터 시작된다고 했지만 실제로 40대에 삼키는 힘이 저하되는 것을 증상으로 자각하기란 말처럼 쉽지 않습니다.

'어라, 뭔가 이상하네?', '먹는 게 왜 이렇게 힘들지…….'와 같이 삼키는 힘의 저하를 두드러지게 느끼게 되는 것은 빨라도 50~60대부터입니다. 이 정도 나이가 되면 울대뼈의 처짐과 함께 삼킬 때 타이밍이 미묘하게 어긋나면서 예전보다 음식을 삼키기가 어렵다는 것을 체감하기 시작하지요.

그렇다면 삼키는 힘의 저하를 나타내는 증상은 구체적으로 어떠한 것이 있는지 알아봅시다.

삼키는 힘이 약해질 때 나타나는 증상과 저하를 가속하는 생활습관

☐ 식사 중에 사레들거나 기침을 하는 일이 많아졌다.

☐ 자기 침에 사레들려서 기침을 하는 일이 있다.

☐ 음료수를 꿀꺽꿀꺽 마실 때 사레드는 경우가 있다.

☐ 약이나 비타민처럼 큰 알약을 삼키기가 어렵다.

☐ 식사 후 종종 목소리가 잠긴다.

☐ 헛기침을 자주 한다.

☐ 자꾸 가래가 낀다.

☐ 식사 중이나 식사 후에 목에 이물감이 느껴진다.

☐ 거울을 보면 울대뼈가 '목 중간보다 아래'에 있다.

☐ 밤에 기침 때문에 잠을 못 자거나 깰 때가 있다.

☐ 예전보다 식사하는 데 시간이 많이 걸린다.

☐ 예전보다 목소리가 작아졌다는 말을 듣는다.

☐ 최근 들어 부쩍 체력이 떨어진 것 같다.

☐ 최근 들어 걷는 속도가 느려진 것 같다.

☐ 최근 들어 조금만 몸을 움직여도 금방 숨이 찬다.

☐ 호흡이 얕은 편이다.

☐ 무의식중에 입으로 호흡한다.

☐ 운동다운 운동을 전혀 하지 않는다.

☐ 웬만한 일이 아니면 잘 걷지 않는다. 걷기나 산책을 하고 싶은 생각이 전혀
  안 든다.

☐ 노래방에서 노래 부르기를 싫어한다.

☐ 말하는 것을 별로 좋아하지 않는다. 사람들과 만나도 늘 말수가 적고 과묵
  한 편이다.

해당되는 항목이 많을수록 인후 근력의 저하가 서서히 진행되고 있다고 봐야 합니다. 왼쪽에는 '체력', '호흡', '운동', '노래방', '수다' 등과 관련된 항목이 포함되어 있습니다. 이런 항목과 삼키는 힘의 저하가 무슨 관련이 있는지 의아하게 생각하는 사람도 있을 것입니다. 이 부분에 관해서는 다음 장에서 차근차근 살펴볼 예정입니다.

40~50대 이상일 경우 이와 같이 삼키는 힘이 저하되었다는 신호가 나타나고 있다면 더 이상 지체해서는 안 됩니다. 이미 연하 기능이 퇴화하기 시작했다는 신호이므로 최대한 빠른 시일 내에 삼키는 힘을 향상시키는 트레이닝을 시작해야 합니다.

하루라도 빨리 삼키는 힘을 길러야 건강 장수를 실현한다

글의 앞부분에서 '사람은 인후부터 늙기 시작하는 동물'이라고 했는데, 이 말은 '사람은 인후 즉, 목구멍의 기능이 건재해야 오래 살 수 있는 동물'로 바꿔 말할 수 있겠습니다. 사람이 빨리 노화되어 죽느냐, 건강하게 장수하느냐는 삼키는 힘에 달려 있다는 뜻이지요.

연하 기능을 비롯한 인후의 건강을 얼마나 잘 유지하느냐에 따라 노후 인생이 크게 달라집니다. 노후 인생이라고 하면, 몇 해 전부터 자주 등장하는 '핀핀코로리(ピンピンコロリ)'라는 단어가 떠오릅니다. '오래도록 팔팔하게 살다가 한순간에 죽는다.'라는 뜻으로, 나이를 먹어도 병에 시달리거나 몸져눕지 않고 자립적이고 건강하게 노년을 누리다 어느 순간 편안히 죽음을 맞이하길 염원하는 생사관이 반

영된 말입니다(국내에서는 비슷한 의미로 '9988234' 즉 99세까지 팔팔하게 살고 2~3일 앓다가 죽는다는 표현이 있음).

이를 실현하기 위한 필수 조건이 바로 삼키는 힘을 유지하는 것입니다. 저는 지금까지 수많은 삼킴 장애 환자들을 진료해 왔습니다. 그중에는 음식물을 삼키지 못하게 되자 치매에 걸리거나 바로 거동이 불편해진 환자도 있었습니다. 삼키지 못하게 되는 것이 무슨 신호라도 되는 게 아닐까 생각될 만큼 뇌나 몸의 기능이 멈춰버리는 경우가 적지 않았습니다. 음식물 오연을 방지하기 위해 위루를 조성하면 뇌나 몸의 기능 저하는 더욱 가속될 것입니다. 그야말로 본인의 바람과는 전혀 무관하게, 정반대의 방향으로 삶의 마지막 순간을 맞이할 수 있는 것이지요.

뇌와 몸이 모두 팔팔한 상태로 오래 살고 싶다면 하루라도 일찍 삼키는 힘을 단련하는 트레이닝을 실시함으로써 인후 기능을 건강하게 유지할 필요가 있습니다. 60~70대가 되면서 기능이 떨어지기 시작한 사람들은 물론이고 40~50대 사람들도 트레이닝을 시작할 것을 강력 추천합니다. "나는 젊으니까 아직은 필요 없어." 이렇게 말할 때가 아닙니다. 가볍게 여기는 사이 인후 기능은 점점 더 악화됩니다. 몇 십 년 뒤 연하 기능이 떨어져 음식을 제대로 삼키지 못하게 된 후에야 "아, 좀 더 일찍 삼키는 힘을 길러놓을걸." 하고 후회해도 때는 이미 늦은 것이지요.

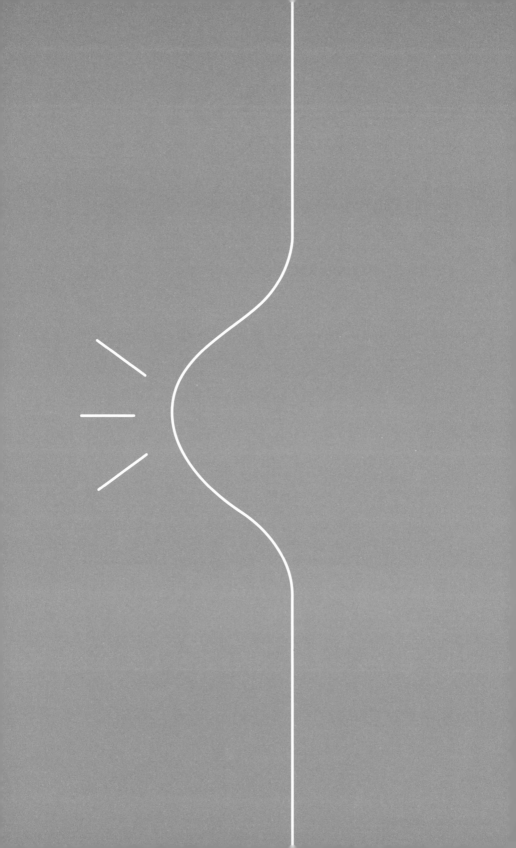

제 **2** 장

·

삼키는 힘이 약해질 때 우리 몸은 병들기 시작한다

무병장수의 열쇠,
인후 건강을 지켜라

인후 건강은
생존의 필수 요건

우리의 목구멍 즉 인후는 생존에 필요한 다음의 3가지 기능을 수행합니다.

1 연하 기능
음식을 삼켜 몸에 에너지를 공급한다.

2 호흡 기능
공기를 마시고 내뱉어서 산소를 공급하고 이산화탄소를 배출한다.

3 발성 기능
말과 목소리를 내게 하여 타인과의 의사소통을 가능하게 한다.

이 3가지 기능이 인후에서 동시에 이루어진다는 사실만으로도 인후가 얼마나 중요한 기관인지 알 수 있습니다. 3가지 모두 우리가 생명을 유지하고 인간다운 삶을 사는 데 없어서는 안 될 중요한 기능을 수행하고 있습니다. 음식을 삼키지 못하면 에너지가 결핍되어 뇌와 몸이 정상적으로 작동할 수 없고, 호흡하지 못하면 산소가 공급되지 않아 단 몇 분 만에 목숨을 잃습니다. 생물학적인 생존과는 거리가 있지만, 목소리를 낼 수 없으면 타인에게 자기 의사를 원활히 전달하지 못하므로 생활이 매우 불편해집니다. 즉 우리 인간은 인후가 정상적으로 기능하지 못하면 온전히 살기 어렵습니다. 인후가 건강해야 하루하루 다양한 생명 활동을 해 나갈 수 있는 것이지요.

삼키는 힘을 단련하기 위해서는 이러한 인후의 3대 기능을 종합적으로 향상시키는 것이 중요합니다. 일상생활에서 제대로 삼키고, 호흡하고, 발성하는 습관을 들이면 인후 기능을 건강하게 유지할 수 있으며 이것이 곧 나이 들어서도 삼키는 힘이 퇴화하지 않도록 지켜 주는 면역제가 됩니다.

이번 장에서는 '연하', '호흡', '발성'의 기능별로 인후 건강을 향상시키기 위한 유용한 방법들을 소개하겠습니다. 이를 적극적으로 실천해 인후 기능을 강화함으로써 '나이 들어서도 꿀꺽꿀꺽 삼킬 수 있는 힘'을 지닐 수 있기를 바랍니다.

연하 운동은
기적의 연계 플레이

첫 번째로 살펴볼 인후의 기능은 연하 기능입니다. 연하 운동이 어떤 메커니즘으로 진행되는지 자세히 알아볼 텐데요. 일단 우리가 상식적으로 알고 있는 순서대로 간략히 정리하면 이렇습니다.

입안의 음식물을 씹어서 삼키기 쉬운 형태로 만든다.
↓
입을 다문다.
↓
음식물이 입에서 목구멍으로 넘어간다.
↓
음식물을 꿀꺽 삼켜 위장으로 보낸다.

연하 운동은 입과 인후에서 일어나는 여러 움직임이 일련의 흐름에 따라 정교하게 연결되어 순식간에 이루어지는 동작입니다. 음식물이 입을 통해 식도와 위로 넘어가는 과정을 해부학적으로 다시 자세히 쪼개어 살펴봅시다.

① 입안의 음식물을 저작해 삼키기 쉬운 형태로 만듭니다.

② 혀의 작용으로 입과 인후를 연결하는 구강이 닫힙니다.

③ 코와 연결된 통로인 비인강이 닫힙니다. 구강 내의 압력이 높아지고 이 압력에 의해 음식물이 인후 쪽으로 보내집니다.

④ 후두거상근이 작동하면서 그에 맞추어 인후가 약 2~3cm 밀려 올라갑니다.

⑤ 그 움직임에 따라 후두덮개가 아래 방향으로 기울어지면서 기관으로 이어지는 통로의 뚜껑이 닫힙니다.

⑥ 동시에 호흡할 때 열리는 성대가 닫히면서 기관이 막힙니다(정확히는 성대 외에도 가성대와 피열부가 수축되면서 막힘).

⑦ 인두가 위에서부터 수축되면서 음식물이 안으로 내려갑니다.

⑧ 닫혀 있던 식도 입구가 0.5초 동안 열립니다.

⑨ 음식물이 식도 · 위로 보내집니다.

이러한 ②~⑧의 움직임이 단 0.8초 만에 일어납니다.

'음식 삼키기'는 기적적인 연계 플레이

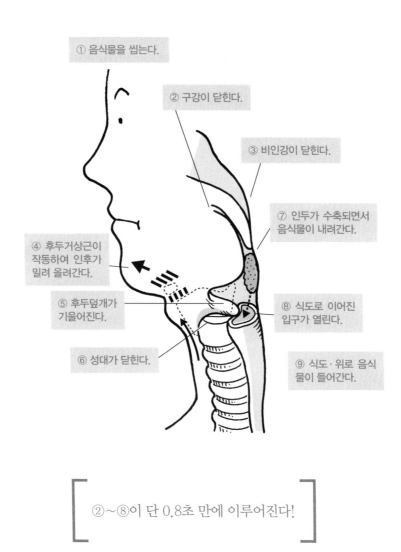

① 음식물을 씹는다.

② 구강이 닫힌다.

③ 비인강이 닫힌다.

⑦ 인두가 수축되면서 음식물이 내려간다.

④ 후두거상근이 작동하여 인후가 밀려 올려간다.

⑤ 후두덮개가 기울어진다.

⑧ 식도로 이어진 입구가 열린다.

⑥ 성대가 닫힌다.

⑨ 식도·위로 음식물이 들어간다.

②~⑧이 단 0.8초 만에 이루어진다!

입과 인후의 4가지 통로

- 구강 외부에서 음식물이 들어오는 입의 통로
- 비강 코와 연결된 코의 통로
- 기관 공기가 유입되는 폐와 연결된 통로
- 식도 음식물이 통과하는 위와 연결된 통로

　입과 인후에는 4개의 통로가 있습니다. 음식물을 삼킬 때 4개의 통로 가운데 3개가 닫히고 식도로 이어지는 통로만이 열려 약 0.5초 동안 음식물이 통과할 수 있는 상태가 됩니다. 즉 0.8초라는 짧은 시간에 입의 통로가 막히고, 코의 통로가 막히고, 기관이 막히고, 식도로 이어지는 통로만 열려, 그 1개의 통로로 음식물이 들어가는 기막힌 연계 플레이가 이루어지는 것이지요.

　또한 ⑤, ⑥만 보더라도 순식간에 차례차례 연동하면서 후두덮개, 피열부(성대인대의 긴장과 이완, 개폐에 관여), 가성대, 성대의 '4단 닫힘'이 이루어지는 모습은 신비롭기까지 합니다. 아마 타이밍이 약간이라도 어긋난다면 이 연계 플레이는 성립하지 못할 것입니다. 요즘은 엑스레이 조영 검사로 이런 일련의 연하 동작을 동영상으로도 볼 수 있게 되었는데, 그 모습은 마치 야구에서의 기적적인 트리플 플레이를 보는 것과도 같은 느낌입니다.

이처럼 섬세하고 절묘하게 이루어지는 연하 운동을 우리는 무언가를 먹을 때 매번 무의식적으로 반복하고 있습니다. 매끼, 식사 때마다 이 연계 플레이를 완벽에 가깝게 실행하고 있는 것이지요.

그러나 앞에서도 말했듯이 나이가 들고 연하 기능이 저하되면 이 연계 플레이의 타이밍이 미세하게 어긋나기 시작합니다. 울대뼈 위치가 내려가고 반사 신경이 둔해지고 울대뼈를 위아래로 움직이는 근육(후두거상근)의 탄력이 떨어지면, 꿀꺽 삼키는 적절한 타이밍에 통로를 개폐할 수 없게 되지요. 그러면 식도뿐만 아니라 기관으로의 통로에도 틈새가 생기면서 오연이 일어날 수 있는 상태가 되는 것입니다.

이러한 오연 사고를 예방하기 위해서는 울대뼈(후두)를 올리는 근육을 단련하는 것이 핵심입니다. 근육에 탄력이 생겨 울대뼈 위치가 상승하면 후두덮개가 제때에 기울어지면서 기관을 단단히 덮어 줍니다.

'울대뼈가 처짐 없이 윗부분에 위치 → 후두거상근의 힘으로 울대뼈가 올라감 → 후두덮개가 잘 기울어짐 → 후두덮개가 기관을 꽉 덮음'의 연계야말로 연하 운동을 지탱하는 생명선이나 다름없습니다. 그리고 이러한 기능을 유지하는 데 무엇보다 중요한 것이 울대뼈를 올리는 근육의 힘을 단련하는 것이라 할 수 있겠습니다.

의식하느냐, 의식하지 않느냐가 큰 차이를 만든다

삼키는 행위는 반사 운동으로 이루어집니다. 삼키기 쉬운 형태로 입안에서 잘게 부수어진 음식물은 우리가 특별히 삼켜야겠다고 의식하지 않아도 저절로 삼켜지고 식도로 넘어가지요. 꿀꺽하는 도중에 '삼키지 말아야지!' 하고 중간에 멈출 수도 없습니다. 삼키는 행위는 반사 운동이므로 기본적으로 무의식중에 자연스럽게 이루어집니다.

그런데 이처럼 무의식적으로 이루어지는 행동이 가끔 실수를 유발하기도 합니다. 아무 생각 없이 먹고 마시다 사레가 들어 기침을 한경험은 누구나 있을 것입니다. 또는 연하 기능이 저하되어 입과 목구멍의 연계 플레이에 약간씩 어긋남이 생기기 시작했는데도 평소처럼 무심코 삼켰다가 오연이 일어나기도 합니다.

그러므로 평소 물이나 음식물을 삼킬 때에는 가능한 한 '삼키는 행위를 의식하는 습관(연하의 의식화)'을 들이는 것이 좋습니다. 꿀꺽하고 삼키기 전에 먼저 '삼키고 꿀꺽하는 모습'을 머릿속으로 그려보는 것이지요. 이렇게 삼키기를 의식화하면 제대로 확실하게 삼킬 수 있으므로 오연을 예방할 수 있습니다.

세계 각국에서는 이미 삼킴 의식의 중요성을 인지하고 있습니다. 영어권에서는 'Think swallow'라는 말이 쓰이곤 하는데 여기서 'Swallow'는 '삼키다', '연하하다'라는 뜻으로, 'Think swallow'를 직역하면 '의식해서 삼켜라.'라는 의미입니다. 참고로 'Swallow'에는 '제비'라는 의미도 있는데 알파벳 철자는 같아도 어원은 전혀 다르므로 '연하'와 '제비'에 직접적인 연관성은 없는 듯합니다.

다만, 한 가지 재미있는 사실은 연하의 한자 '嚥(삼킬 연)'에도 '燕(제비 연)'이 포함되어 있다는 것입니다. 이는 옛 중국에서 어미 제비가 물어다 준 먹이를 새끼가 통째로 꿀꺽 삼키는 모습을 보고 '口(입 구)'에 '燕'이라는 글자를 붙인 것이라는 설이 있습니다. 신기하게도 영어나 한자 모두 '삼킴'을 나타내는 말과 '제비'가 연관되어 있는데 아직까지는 우연의 일치로 보는 것이 합리적일 것입니다.

어쨌든 우리가 기억해야 할 것은 제비처럼 무의식적으로 꿀꺽 삼키는 것이 아니라, 최대한 의식하면서 음식을 삼켜야 한다는 것입니다. 연하 운동은 조금만 의식해도 정확성이 향상됩니다. 확실하고 성공적인 연계 플레이를 위해 'Think swallow' 하는 것을 늘 염두에 두기 바랍니다.

폐렴 예방을 위해
환자와 의사가 주의해야 할 점

삼킴 장애의 원인은 매우 다양해서 정확한 원인을 찾아내려면 의
학적 지식과 임상 경험이 풍부한 의사에게 진단을 받아야 합니다.
일반적으로 삼킴 장애는 뇌졸중 환자에게서 발병률이 가장 높은 것
으로 알려져 있으며, 그 외에 노화와 신경 질환, 치매, 약물 투여, 체
력 저하와 같은 여러 발병 원인이 보고되어 있습니다.

삼킴 장애 치료는 일종의 '분리결합 퍼즐(Disentanglement puzzle, 서로
꼬여 있거나 결합되어 있는 퍼즐의 일부분을 퍼즐 본체로부터 분리해내고, 다시
원위치시키는 퍼즐)'을 푸는 것과 같아서 여러 각도에서 그 원인을 탐색
하는 것이 중요합니다. 삼킴 장애는 국부적인 질환이라기보다는 전
신과 관련된 증상이므로 나무도 보고 숲도 살펴볼 필요가 있습니다.

오연에 의한 폐렴은 증상이 없는 상태에서 자신도 모르는 사이에 진행되기도 합니다. 오연을 하면 폐에서 가벼운 염증이 일어나는데 이것이 폐렴과 같은 중증으로 진행될지는 환자의 면역력과 체력, 오연한 음식물의 종류와 양 등에 따라 달라집니다. 오연하자마자 바로 폐렴에 걸리는 사람이 있는가 하면, 평소와 다름없이 지내는 사람도 있습니다. 약간 오연을 하더라도, 바로 폐렴까지 가지 않고 전혀 의식하지 못한 채 생활하는 경우도 적지 않다는 뜻입니다.

그러나 언뜻 멀쩡해 보여도 그 염증이 폐에서 서서히 악화되고 있다면, 오연에 따른 위험이 사라진 것이 아니지요. 폐의 염증이 진행되는 것을 모른 채 서서히 몸이 망가지는 경우는 생각보다 많습니다. 폐렴은 치료가 늦어지면 회복 또한 더딥니다. 자각하지 못하는 사이 염증이 퍼지면 폐의 호흡 기능이 저하되는 동시에 연하 기능까지 나빠지는 악순환에 빠질 수 있습니다.

이처럼 오연에 따른 흡인성 폐렴은 자신도 모르게 악화될 우려가 있는 매우 골치 아픈 질환입니다. 조금 불편하게 들릴 수도 있겠지만 '폐렴은 노인의 나쁜 친구'라는 달갑지 않은 관용구가 있을 정도로 고령자와 매우 가깝고도 중대한 위험을 야기하는 질환입니다. 고령자는 체력이 저하되어 있으므로 사소한 것이 발단이 되어 쉽게 삼킴 장애를 일으키고 그것이 흡인성 폐렴으로 악화되는 경우가 많습니다.

'설마…… 폐렴?'이라고 느낄 때면 이미 늦습니다. 폐렴 진단이 내려지고 겨우 일주일 먹지 못했을 뿐인데도 앓아누운 지 오래된 사람처럼 쇠약해지는 고령자가 많습니다. 게다가 한번 기능이 떨어지면 그 기능을 회복하기까지는 몇 배의 노력과 시간이 필요합니다.

그러므로 아무런 자각 증상이 없더라도 정기적으로 진찰을 받고 조기에 염증을 발견해 치료하는 것이 무엇보다 중요합니다. 가족 중에 고령자가 있다면 조기에 진찰을 받도록 권하고 만약 금식이 필요하면 그 기간이 최소한이 되도록 대처해야 합니다.

또 하나, 고령자는 약간의 충격에도 크게 다칠 위험이 있습니다. 염좌나 골절 때문에 결국 일어나지 못하고 계속 누워 지내는 경우를 주변에서도 흔히 볼 수 있습니다. 고령자가 골절 때문에 일시적으로 걷지 못하게 되면 근력과 체력이 급격히 떨어지는데, 덩달아 삼키는 힘도 약해져 잘 먹지 못하게 되는 경우가 부지기수입니다.

이 경우 '입으로 음식을 먹지 못해 영양실조가 된다. → 영양이 부족해 체력이 회복되지 않는다. → 인후의 힘이 약해져 오연을 일으킨다. → 폐렴이 반복된다. → 체력이 떨어지면서 점차 쇠약해진다.'와 같은 악순환에 빠지기 쉽습니다.

그러므로 고령자는 '걷지 못함, 먹지 못함, 영양실조'의 악순환에 빠지지 않도록 평소에 주의를 기울이는 것이 무엇보다 중요하겠습니다.

기본은 삼키고 나서
숨 내쉬기

다음으로 인후의 3대 기능 중 호흡 기능에 대해 알아보겠습니다. 삼키는 힘은 어떻게 호흡하느냐와 무척 깊은 관련이 있습니다.

우리는 음식물을 꿀꺽 삼킬 때 호흡을 멈춥니다. 앞서 살펴보았듯이 삼킬 때는 입도 다물고 있으며 코로 이어지는 통로도 막힙니다. 즉 숨이 통하는 통로를 모두 막고 식도만 열어서 오연을 방지하는 것이지요. 하지만 계속 숨을 참을 수는 없으므로 꿀꺽 삼킨 후 바로 호흡을 재개합니다. 이때 호흡은 삼킨 직후에 숨을 내쉬는 것이 옳습니다. 흔히 생맥주를 꿀꺽꿀꺽 마신 다음 입을 크게 벌리며 "크으~, 시원하다!"라고 말하는 사람이 있는데 이처럼 삼키고 나서는 숨을 내쉬어야 합니다.

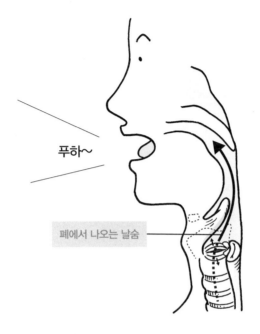

푸하~

폐에서 나오는 날숨

삼킨 직후에 날숨을 내뱉음으로써
오연할 뻔한 음식물을 목(인후)으로 되돌리고
폐로의 침입을 방지한다.

삼킨 직후 숨을 들이마시면, 그 순간 음식물이나 액체 일부를 폐로 들이마실 우려가 있습니다. 하지만 숨을 내쉬면 그럴 염려가 없습니다. 삼킨 후 기관에 음식이 '들어갈 뻔'하더라도 숨을 내쉬면 날숨과 함께 음식물을 되돌릴 수 있습니다. 말하자면 우리는 삼킨 직후 숨을 내쉬면서 자동적으로 오연을 방지하고 있는 것이지요.

그런데 호흡이 얕거나 호흡기가 약한 사람, 폐활량이 떨어져 있는 사람은 삼킨 직후에 숨을 들이마시는 경우가 많아서 이 습관이 오연을 유발하는 경우가 적지 않다는 것이 문제입니다. 호흡 기능이 나쁘고 호흡수가 많으면 오연이 잘 일어나는 것이지요. 한번 자신의 호흡수를 세어보기 바랍니다. 1분 동안 20회 이상 호흡하면 오연을 잘 일으키는 것으로 알려져 있습니다.

코가 막혀 있는 사람도 삼킨 후에 숨을 들이마시므로 오연하기 쉽습니다. 음식을 삼킬 때는 인체 구조상 입을 다물어야 하지만, 코가 막히면 숨을 쉴 수 없는 데다 음식까지 삼키려니 숨이 막혀서 자신도 모르게 삼키자마자 숨을 들이마시게 됩니다. 또 코가 막혀서 숨을 쉬기 힘들면 제대로 씹지 않고 그냥 삼켜버리게 됩니다. 맛도 음미하기 어려울뿐더러 위장까지 나빠질 수 있으며, 목에 음식물이 걸리는 질식 사고도 일어나기 쉽습니다. 그렇기에 코의 기능을 건강하게 유지하는 것이 매우 중요합니다.

중증 코 막힘으로 음식을 씹지 않고 그대로 삼키는 습관 때문에 자주 사레가 드는 어느 여성 환자가 있었는데 진찰을 해 보니 콧속에 거대한 폴립(용종)이 있었습니다. 곧바로 수술해 코 막힘을 치료했더니 식사 중의 사레들림이 없어지고 많았던 가래도 사라졌습니다. 음식을 충분히 씹으면서 먹으니 맛도 풍부하게 느낄 수 있게 되었다며 환자가 너무도 기뻐했던 기억이 납니다.

입 호흡을 하는 사람도 요주의입니다. 평소에 입으로 숨을 쉬면 먹을 때도 무의식중에 입으로 숨을 쉬면서 오연할 가능성이 있습니다. 만성 비염, 꽃가루 알레르기 등 코 건강이 좋지 않은 사람 중에는 자신도 모르게 입 호흡을 하는 사람이 많습니다. 그러므로 코에 문제가 있는 사람은 식사할 때 특히 호흡에 주의를 기울이는 것이 좋겠습니다.

이처럼 삼키는 힘은 호흡 기능과 밀접하게 연관되어 있습니다. 호흡하는 데 문제가 있으면 연하 기능에도 지장이 생깁니다. 예전에 오연이 있는 사람과 오연이 없는 사람을 두 그룹으로 나누어 '날숨유량(호기유량)'을 측정한 적이 있습니다(오른쪽 그래프). 날숨유량이란 숨을 들이마신 후 힘껏 내뱉었을 때 공기의 최대량이라고 보면 됩니다. 결과를 보니 차이는 확연했습니다. 그래프와 같이 '오연이 없는 사람'이 약 1.5~2배 정도 날숨유량이 많았고, '오연이 있는 사람'은 호흡 기능이 떨어져 있다는 사실도 한눈에 알 수 있었습니다.

즉 삼키는 힘을 강화하기 위해서는 호흡 기능을 필히 향상시켜야 합니다. 이를 위한 구체적인 트레이닝 방법은 다음 장에서 자세히 소개하겠습니다.

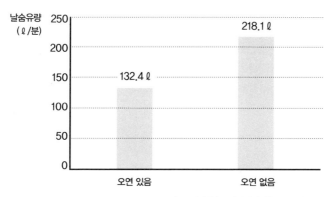

날숨유량
(ℓ/분)

자료 : 나카야마 쇼텐, 《연하의학 : 2014 개정판》

오연이 있는 사람은 한 번에 내쉬는 공기의 양이 상대적으로 적음을 알 수 있다(검사는 60~96세의 고령자 62명을 대상으로 함).

목소리가 크면
삼키는 힘도 강하다

인후의 3대 기능 중 세 번째는 발성 기능입니다. 발성 역시 삼키는 힘과 매우 밀접한 관계가 있습니다. 실제로 발성과 연하는 거의 같은 기관을 사용해 이루어집니다.

목소리는 성대를 날숨으로 진동시키면서 나게 되는 것인데, 이 성대는 울대뼈 바로 뒤쪽의 후두에 위치해 있습니다. 크고 높은 목소리는 후두 근육을 효과적으로 자극합니다. 예를 들어 큰 목소리로 말하거나 노래하거나 웃으면 울대뼈가 빈번하게 상하로 움직이는 것을 알 수 있는데, 이는 울대뼈의 후두거상근이 자극되고 있다는 표시입니다. 그러므로 평소에 목소리를 크게 내는 습관을 들이면 삼키는 힘을 단련할 수 있습니다.

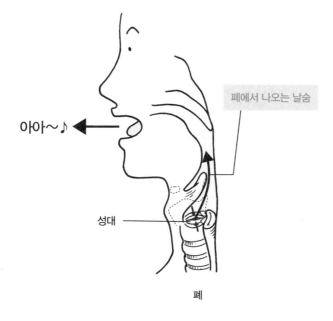

발성의 메커니즘

아아~♪ ◀

폐에서 나오는 날숨

성대

폐

폐에서 날숨이 나오면서
성대를 진동시키면 '목소리'가 된다.

목소리를 냄으로써 삼키는 힘을 단련하는 효과적인 방법 중 가장
추천하는 방법은 '노래방 가기', '수다 떨기', '웃기'입니다.

● 노래방 가기

일상에서 목소리를 크게 낼 기회는 그리 흔치 않습니다. 그러나 노래방이라면 이야기가 다르지요. 노래방에서는 목청껏 노래 부르고 소리도 마음껏 지를 수 있습니다. 특히 뱃속 깊은 곳에서부터 소리를 내면, 자연스럽게 깊이 숨을 들이마시고 내쉬게 되면서 호흡 기능이 강화되고 폐활량도 키울 수 있습니다. 호흡 기능이 향상되면 당연히 연하에도 좋은 영향을 미치지요.

큰 목소리로 노래를 부르면 울대뼈가 상하로 움직이면서 후두거상근이 단련됩니다. 앞서 말했듯이 삼키는 힘을 기르려면 이 울대뼈를 상하로 움직이는 근육을 단련하는 것이 중요합니다. 이런 점에서 노래방은 즐겁게 노래 부르는 동시에 삼키는 힘을 효율적으로 향상시킬 수 있는 매우 훌륭한 트레이닝 장소라고 할 수 있습니다.

게다가 노래를 부르면 정신적인 스트레스를 해소하고 자율신경의 균형을 되찾는 데 도움이 되고, 혈액 순환을 원활해지는 등 다양한 건강 효과를 기대할 수 있습니다. 구체적으로 어떤 곡을 어떻게 불러야 효과적인지에 대해서는 다음 장에서 다시 한 번 소개할 예정입니다. 마음껏 노래 부르고 즐기면서 가창력과 함께 삼키는 힘도 높여 나가기 바랍니다.

● 수다 떨기

인후 근육의 노화를 막으려면 평소에도 자주 목을 쓰는 것이 중요합니다. 사람들과의 대화를 즐기며 말을 많이 하는 사람과 과묵한 성격 등으로 말수가 적은 사람을 비교해 보면, 목을 사용하는 정도에 큰 차이가 있음을 알 수 있습니다. 인후 근육과 삼키는 힘을 양호한 상태로 유지하기 위해서는 평소 적극적으로 대화를 즐기는 것이 좋습니다.

참고로 나이 듦에 따라 울대뼈가 처지는 정도를 남녀로 비교해 보면 여성보다 남성의 하향 폭이 훨씬 크다는 사실을 알 수 있습니다 (38쪽 그래프). 어쩌면 이는 통념적으로 수다나 대화를 좋아한다고 알려진 여성의 성향과 관련이 있는지도 모릅니다. 어디까지나 가설에 불과하지만 오랜 시간 이런저런 이야기를 나누며 대화하다 보면 인후 근육이 단련될 가능성이 충분히 있습니다.

다만 식사 중의 대화는 별로 권장하지 않습니다. 먹으면서 말을 하면 대화가 열기를 띠는 찰나, 사레들거나 헛기침을 하게 되는 경우가 많습니다. 특히 입속에 음식이 있는 상태로 이야기하는 것은 좋지 않습니다. 식사 중에는 가급적 '먹을 때는 먹는 일'에, '대화할 때는 대화'에 집중하면서 오연을 일으키지 않도록 주의하는 것이 좋겠습니다(보다 자세한 내용은 제4장에서 소개).

● 웃기

웃음은 수많은 건강 효과가 있다는 사실은 이미 여러 연구 결과로 증명되어 있습니다. 예를 들어 NK(Natural Killer) 세포를 활성화하여 암을 억제하거나, 뇌를 자극해서 치매를 예방하고, 혈액 순환을 촉진해 혈압을 떨어뜨리고, 스트레스를 해소해 면역력을 향상시키는 등의 작용을 합니다.

웃음은 이런 효과뿐 아니라 삼키는 힘에도 매우 긍정적인 영향을 미칩니다. 크게 웃으면 복부 횡격막이 상하로 움직이므로 숨이 대량으로 들어갔다 나왔다 하면서 호흡 기능을 높이는 효과가 있습니다. 또한 웃을 때마다 울대뼈가 상하로 움직여 후두 근육이 활발하게 쓰이면서 인후를 단련하는 효과도 있습니다. 이러한 효과가 일상에서 축적되면 삼키는 힘도 더욱 강화될 것입니다.

따라서 코미디 프로그램이나 만담을 즐기며 크게 웃거나 가족이나 친구들과 우스갯소리를 주고받으며 웃는 것도 도움이 됩니다. 인후 건강을 위해서라도 일상에 웃음이 끊이지 않도록 긍정적으로 생활해 봅시다.

갈라진 목소리는
오연의 징조

　남성들 중에는 말하는 도중에 목소리가 갈라진다고 고민하는 사람들이 많습니다. 목소리와 삼킴은 밀접한 관계가 있으므로 목소리가 갈라져서 고민이 된다면 흡인성 폐렴 등 인후 건강의 이상을 한 번쯤 의심해 볼 필요가 있습니다.

　환자 중에 이런 케이스가 있었습니다. 60대 남성인 A씨는 갈라진 목소리 때문에 병원을 방문했습니다. "흉부 수술을 받은 후부터 목소리가 갈라지기 시작했는데 이제는 거의 나오지 않아요. 전화 통화조차도 어렵고 물 마실 때도 사레가 들어서 정말 괴로워요."라고 증상을 호소했습니다.

　문진 후 내시경으로 성대를 진찰해 보니 좌우에 있는 성대 중 한쪽의 움직임이 거의 없었습니다. 이 때문에 목소리를 낼 때 틈이 생기면서 목소리가 갈라졌던 것입니다. 즉시 성대를 수술한 결과 목소리가 제대로 나오게 되었고 전화 통화도 가능해졌습니다. 무엇보다 액체를 마셔도 사레들지 않게 되었습니다.

이외에도 목소리로 목의 이상을 발견하게 되는 경우는 매우 많습니다. 목소리와 삼킴 기능은 그만큼 떼려야 뗄 수 없는 관계라 할 수 있습니다.

체력이 약해지면
삼키는 힘도 떨어진다

지금까지 삼키는 힘을 유지하려면 '연하, 호흡, 발성'이라는 3가지 인후 기능을 유지하고 향상시키는 것이 매우 중요하다는 사실을 살펴봤습니다. 그런데 삼키는 힘을 유지하기 위해 약해지면 안 되는 부분이 또 하나 있습니다. 바로 체력입니다.

삼키는 힘은 전신의 체력과 관련이 있습니다. 즉 체력이 떨어지면 삼키는 힘도 즉시 저하됩니다. 특히 고령이 되어 질병이나 부상으로 자리보전하면서 체력이 약해지면 덩달아 연하 기능까지 저하되는 경향이 있습니다.

악력은 체력을 가늠하는 하나의 척도입니다. 80세 전후의 사람들을 오연이 있는 그룹과 오연이 없는 그룹으로 나누어 악력을 조사한

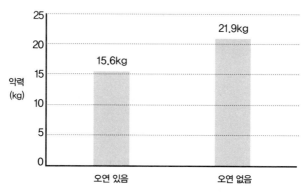

악력과 삼키는 힘의 상관관계

자료 : 나카야마 쇼텐, 《연하의학 : 2014년 개정판》

악력은 전신의 체력을 나타내는 지표 중 하나이다. 오연이 있는 사람은 체력이 저하되어 있는 경향을 보였다(80세 전후 연령을 대상함).

결과 오연이 있는 그룹에서 뚜렷하게 악력이 떨어지는 현상을 확인할 수 있었습니다.

따라서 평소 체력이 떨어지지 않도록 각별히 신경을 쓰는 것이 좋습니다. 그렇다고 뭔가 특별한 운동이 필요한 것은 아닙니다. 체력저하를 방지하려면 식사, 수면, 운동 등의 일상을 바르고 규칙적으로 보낼 수 있도록 노력하는 것이 무엇보다 중요합니다. 당연한 이야기지만, 하루 세끼 균형 잡힌 영양소를 충분히 섭취하면서 낮에는 활기차게 몸을 움직이고 밤에는 충분한 수면을 취해 피로를 회복하는 등 기본에 충실하고 규칙적인 리듬으로 하루를 보내는 것이 좋습니다.

또 하나, 꾸준한 체력을 유지하기 위해 꼭 필요한 습관은 바로 적

한국인의 세대별 악력 평균치

우리나라 통계청이 발표한 세대별 악력 평균치는 아래와 같습니다. 전신 체력의 저하가 고민된다면 아래의 표를 참고해서 동 세대의 평균치와 비교하여 자신의 체력이 어느 정도인지 가늠해 봅시다.

나이	남성 평균 악력(kg)	여성 평균 악력(kg)
19~24세	43.5	25.0
25~29세	44.8	25.3
30~34세	42.7	25.7
35~39세	44.5	26.4
40~44세	41.9	26.7
45~49세	43.5	26.2
50~54세	40.3	24.3
55~59세	39.7	23.7
60~64세	36.6	22.6
65~69세	33.5	22.8
70~74세	31.8	21.3
75~79세	29.7	18.4
80세 이상	26.8	17.7

자료 : 통계청, 「2015년 국민체력실태조사 : 성인 악력」

절한 운동입니다. 삼키는 힘을 향상시키고 유지하기 위해 추천하는 것은 유산소 운동 즉 걷기, 조깅, 수영, 에어로빅 등 근육에 산소를 공급하면서 실시하는 운동입니다. 이러한 유산소 운동은 몸 전체를 사용하는 전신 운동으로, 몸의 여러 근육들을 균형 있게 사용하는 동시에 혈액 순환과 대사를 촉진시켜 줍니다. 호흡 기능과 폐활량을 높이는 효과도 기대할 수 있어 매일 습관적으로 실시한다면 연하 기능 유지에 큰 도움이 됩니다.

그중에서도 가장 추천하는 운동은 걷기입니다. 걷기는 언제 어디서나 손쉽게 실시할 수 있고 습관으로 만들기도 좋습니다. '하루 30분 강변 걷기', '매일 아침 20분 공원 산책하기'처럼 자신만의 규칙을 정해 걷는 것도 좋지만, 더 좋은 것은 가급적 생활 속에서 틈틈이 걷는 습관을 들이는 것입니다. 예를 들어 작은 장을 보러 갈 때 시장까지 걸어간다거나, 점심을 먹을 때 좀 떨어진 곳이라도 새로운 음식점을 찾아 걷는 등 일이 있을 때마다 가급적 두 다리로 걸어서 이동하는 것이지요.

체력 유지를 위해서는 약간 땀이 날 정도의 빠르기로 걷는 것이 좋다고 알려져 있지만 절대 무리할 필요는 없습니다. 무엇보다 중요한 것은 꾸준하게 오래 지속하는 것입니다. 자신에게 맞는 강도로 일상 속에서 꾸준히, 오래 지속하는 것을 최우선으로 생각하면서 실천해나가기 바랍니다.

먹는 것도 삼키는 것도 둘 다 체력이 필요합니다. 나이 들어서도 잘 먹기 위해서는 체력이 떨어져서는 안 됩니다. 걷기를 비롯한 운동을 지속해 체력을 유지하고 온몸을 골고루 움직여서 삼키는 힘을 잘 지켜 나가도록 노력해 봅시다.

삼키는 힘을 단련하면
수명이 10년 늘어난다

저는 지금까지 만 명 이상의 삼킴 장애 환자들을 진료해 왔습니다. 환자들 중에는 삼키는 힘 트레이닝을 통해 연하 기능을 회복한 사람들이 많습니다.

D씨가 전형적인 예입니다. 다리 골절로 종합병원에 입원하면서 한동안 걷지 못하게 된 D씨는 급격히 체력이 떨어졌고, 입원하는 동안에 두 차례나 흡인성 폐렴에 걸렸다고 합니다. 퇴원하자마자 곧바로 제가 운영하고 있는 병원을 찾아왔습니다.

진찰 결과 울대뼈 위치가 상당히 내려와 있어, 3장에서 소개하는 '샤케어 트레이닝(101쪽)'과 '피리나팔 불기(106쪽)' 같은 체조를 두 달가량 지속하게 했습니다. 그 결과 울대뼈 위치가 점차 상승했고 사레들림도 감소하면서 눈에 띄게 원기가 회복되었습니다.

D씨 말고도 '이대로 가면 흡인성 폐렴으로 죽는 건 시간문제'라 생각되었던 환자가 음식을 원활히 삼킬 수 있을 정도로 회복된 경우는 많습니다. 그처럼 연하 기능을 회복한 덕분에 장수한 사람도 적지 않지요. 생명이 위독한 상태였는데 인후 기능을 회복하면서 인간다운 삶을 이어나가게 되었으니 이것이 바로 '수명 연장'이 아닐까요?

뇌졸중 병력이 있는 어느 80대 환자분은 제가 있는 병원을 찾아오기까지 1년 사이에 몸무게가 무려 10kg이나 줄었다고 합니다. 영양실조 상태인 것은 말할 것도 없고 '얼마 남지 않았다'고 할 수 있을 만큼 매우 쇠약하고 위독한 상태였습니다. 이야기를 들어보니 종합병원에서 신경외과, 내과, 소화기과 등을 전전했음에도 원인을 찾아내지 못했다고 합니다. 식사 도중에 가래와 기침이 나와 도무지 먹을 수 없어 너무도 괴롭다며 지푸라기라도 잡는 심정으로 저를 찾아왔다고 호소했습니다.

저는 그분에게 먼저 삼키는 힘의 중요성을 설명하고 삼키는 힘을 기르는 습관을 실천하게 했습니다. 그러자 놀라운 일이 벌어졌습니다. 한 달 후부터 몸무게가 늘기 시작하면서 점차 건강 상태가 나아졌고, '얼마 남지 않았다'고 여겨졌던 쇠약한 몸 상태에서 기력을 회복하면서 10년을 더 살다가 90세를 넘긴 나이로 건강 수명을 다하고 돌아가셨습니다.

제가 진찰해 온 환자들은 대개 70~80대의 고령자들입니다. 그중에는 체력이 극도로 저하되어 있거나 자리보전 직전인 상태의 환자도 있기 때문에 일률적으로 말하기는 어렵겠습니다만, 어느 정도 체력이 남아 있다면 70~80대일지라도 삼키는 힘을 기르는 트레이닝을 통해 대략 몇 년은 더 수명을 늘릴 수 있다고 해도 무리가 아닐 것입니다.

그리고 좀 더 이른 시기부터 삼키는 힘을 기르는 트레이닝을 시작한다면 수명을 더 늘리는 것도 가능하리라고 보고 있습니다. 40대, 50대, 60대부터 트레이닝을 시작한다면 건강 수명을 10년은 더 늘릴 수 있다는 게 전문의로서 저의 견해입니다.

앞에서도 말했듯이 울대뼈는 이르면 40대부터 내려가기 시작합니다. 50대, 60대가 되면 삼키는 힘의 저하 신호가 조금씩 나타납니다. 중요한 것은 '삼키는 힘이 좀 약해진 거 같은데…….' 싶을 때 열심히 트레이닝을 시작한다면, 인후 기능의 저하를 좀 더 일찍부터 막을 수 있고 나이 들어서도 인후 기능을 건강하게 유지할 수 있을 것입니다.

이른 시기부터 인후의 힘을 키워 간다면 저축을 하듯이 착실하게 수명을 늘릴 수 있습니다. 일찌감치 조치를 취한 사람과 그렇지 않은 사람은 분명 수명에서 큰 변화가 생깁니다. 어쩌면 10년보다 훨씬 큰 차이가 날지도 모르겠습니다.

다시 강조하지만 인후에는 우리가 살아가는 데 없어서는 안 될 필수 기능들이 집중되어 있습니다. 인후가 건강하게 제 기능을 다해주는 덕택에 우리는 날마다 생명 활동을 하고 더 오래 살 수 있는 것이지요.

최대한 이른 시기부터 목, 즉 인후를 단련하도록 합시다. 다음 장에서 소개하는 트레이닝으로 삼키는 힘을 확실하게 길러 이처럼 소중한 기능을 오래도록 잘 유지하기 바랍니다. 수명이 늘어나느냐, 그리고 건강 장수를 실현할 수 있느냐는 인후의 힘에 상당 부분 달려 있습니다. 많은 분들이 인후의 힘을 길러서 오래도록 건강하게 살 수 있게 되기를 바랍니다.

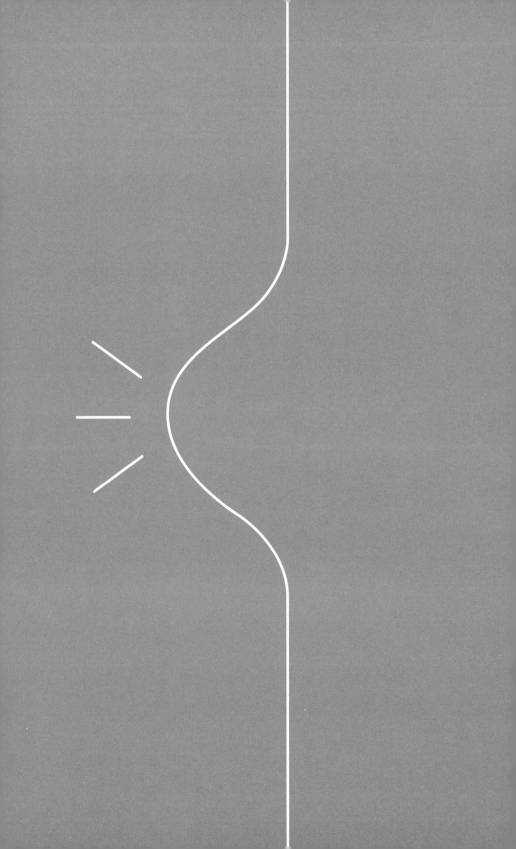

제 3 장

나이 들어서도 꿀꺽꿀꺽 삼킬 수 있는 힘을 기른다

매일 힘들이지 않고
쉽게 실천하는
8가지 기적의 인후 운동

8가지 운동 중 3개를 선택해 트레이닝을 시작한다

이번 장에서는 삼키는 힘을 강화하는 구체적인 실천 방법을 알려 드립니다. 삼키는 힘 강화 운동은 총 8가지 프로그램으로 구성되어 있으며 세부적인 목적에 따라 다음과 같이 세 부분으로 나눠 생각할 수 있습니다.

삼키는 힘을 기르기 위해서는 울대뼈를 상하로 움직이게 하는 후두거상근을 단련하는 것이 중요하다. 인후 근육 트레이닝은 이 후두거상근을 비롯한 인후 근육을 단련하는 것을 목표로 한다.

호흡 기능 강화	삼키는 힘을 유지하려면 호흡 기능이 저하되지 않도록 해야 한다. 호흡 트레이닝은 호흡 기능을 집중적으로 향상·유지시킨다.
발성 기능 강화	연하와 발성은 거의 동일한 근육을 사용한다. 따라서 크고 또렷하게 목소리를 내거나 노래하는 것은 삼키는 힘을 강화하는 효과로 이어진다. 발성 트레이닝은 목소리를 내면서 연하 기능을 향상시키는 것을 목표로 한다.

모든 운동은 고령자도 무난하게 실천할 수 있도록 쉬운 난이도로 고안했습니다. 이 정도 난이도라면 40~60대에게는 조금 부족하거나 아쉬운 느낌이 들 수도 있습니다. 그러나 결코 가볍게 생각하지 말고 매일 꾸준히 실천하기 바랍니다.

낮은 강도의 쉬운 운동일지라도 오랫동안 꾸준히 실천하면 효과가 있는 법입니다. 초보자가 근육 트레이닝을 할 때에도 "너무 쉬운 거 아닌가 싶을 정도로 가벼운 운동이었는데 꾸준하게 매일 계속했더니 나도 모르는 사이 이렇게 근육이 붙었다."라는 결과를 종종 얻곤 합니다.

인후 트레이닝도 이와 마찬가지여서 가벼운 운동을 오래 지속하는 것이 삼키는 힘의 유지와 향상으로 이어집니다. 쉽다고 만만하게 생각하지 말고 꾸준히 실천해 하루의 습관으로 만들어 가기 바랍니다. 지금부터라도 가벼운 운동을 매일 성실하게 이어 나간다면 그 노력은 10년, 20년이 지나고 나이가 들었을 때 노화를 막는 힘으로 반드시 증명될 것입니다.

삼키는 힘을 강화하는 8가지 프로그램은 다음과 같은 내용으로 구성되어 있습니다. 이 8가지 운동을 모두 해야 하는 것은 아닙니다. 먼저 인후 근육을 단련하는 운동인 1~2번 프로그램 중 하나를 선택

삼키는 힘을 강화하는 8가지 운동 프로그램

프로그램 번호	효과	운동 명칭
1	인후 근육 강화	꿀꺽 트레이닝
2		샤케어 트레이닝
3	호흡 기능 강화	페트병 체조
4		풍선 불기 & 피리나팔 불기
5		블로우 다트
6		입 오므리고 호흡하기
7	발성 기능 강화	고음으로 노래 부르기
8		울대뼈 스쿼트

해 실시합니다. 마찬가지로 호흡 기능을 단련하는 3~6번 프로그램 중 하나를 선택해 실시합니다. 그리고 발성 기능을 단련하는 7~8번 프로그램 중에서도 하나를 선택해 실시합니다.

즉 기본적으로 8가지 프로그램에서 3가지를 실시하는데, 본인에게 맞는 것을 자유롭게 선택하면 됩니다. 3가지를 항상 똑같은 프로그램으로 실시해야 하는 것은 아니며, 가끔은 다른 운동으로 바꾸거나 매주 바꿔서 차례로 실시해도 괜찮습니다. 그렇게 하면 오히려 질리지 않고 즐겁게 운동을 지속할 수 있습니다.

단, 선정한 3가지 프로그램은 가급적 매일 실시하도록 합니다. 매일 일정한 시간에 규칙적으로 3가지를 한꺼번에 해도 되고, 한 가지씩 아침, 점심, 저녁에 나누어 실시해도 괜찮습니다. 효과에는 큰 차이가 없습니다.

집안일, 직장 업무, 사생활 등으로 여유가 없는 현대인들은 자기 의사와 상관없이 작심삼일로 끝나버리는 경우도 많을 것입니다. 이럴 경우에는 1번 프로그램인 꿀꺽 트레이닝만이라도 매일 할 것을 권합니다. 약 5분 정도 소요되는데, 바쁘더라도 틈날 때마다 하루 5분만이라도 꾸준히 지속하면 많은 도움이 될 것입니다.

컨디션이 좋지 않거나 아주 바쁜 날, 여행을 간 경우 등 사정이 있을 때는 운동을 잠시 중단해도 괜찮습니다. 상황에 따라 가끔 중단하는 것은 크게 문제없으나, 대신 나중에 반드시 운동을 재개해야 합니다.

무엇보다 중요한 것은 장기간 꾸준히 지속하는 것입니다. "지금 이 운동을 꾸준히 지속하면 건강한 노후를 보내며 오래 살 수 있다!"라고 굳게 믿으며, 습관이 끊어지지 않도록 노력하기 바랍니다. 그럼 지금부터 구체적인 운동 방법을 하나하나 차례대로 살펴볼까요?

꿀꺽 트레이닝

삼키는 힘을 기르기 위한 기초 다지기

인후 근육 강화

첫 번째 프로그램은 '꿀꺽 트레이닝'입니다. 삼키는 힘 강화를 위한 가장 기본적인 운동이라고 할 수 있습니다. 인후를 자극하는 다양한 스트레칭과 체조가 결합된 것으로, 일련의 동작을 모두 실시하고 나면 인후의 기능을 종합적으로 끌어올릴 수 있습니다.

인후 근육, 경추 근육, 입, 볼, 혀 등 삼킴과 관련된 부위를 스트레칭하고 자극하면 각 부위의 움직임이 원활해지면서 연하 운동 능력이 향상됩니다. 핵심 동작은 '① 이마 버티기'와 '② 턱 들어올리기'입니다. 이 2가지는 울대뼈를 상하로 움직이는 근육(후두거상근)을 직접적으로 자극합니다.

이마와 손, 턱과 손을 맞대어 누르면서 힘을 가하면 울대뼈 주변에 힘이 가해지면서 후두거상근이 단련됩니다. 언뜻 보기에는 별거 아닌 동작 같지만 매일 반복하다 보면 조금씩 인후 근육이 단련됩니다. 그러므로 거르지 말고 규칙적으로 실천하기 바랍니다. 그럼 이제 순서대로 따라해 볼까요?

① 이마 버티기

손바닥 아랫부분을 이마에 댄 다음, 서로 맞닿은 방향으로 이마와 손에 힘을 주어 밀어내는 동작입니다. 머리는 배꼽을 쳐다보듯이 아래쪽을 향해 강하게 힘을 주고, 손바닥은 위쪽으로 힘을 가하면서 머리 힘에 지지 않을 정도의 강도로 이마를 밉니다. 손바닥 힘만으로는 충분한 압력을 가할 수 없으므로 손목의 힘으로 밀어내는 것이 요령입니다. 서로 밀고 있는 상태를 5초 동안 유지합니다. 이것을 5~10회 반복합니다.

이 동작은 순간 힘을 가했을 때 울대뼈 부근에도 힘이 들어가는 것이 느껴져야 올바르게 실시한 것이라 볼 수 있습니다. 이 동작을 꾸준히 하면 울대뼈 근육이 단련됩니다. TV를 보거나 샤워를 하는 자투리 시간을 이용해 따라해 보세요.

② 턱 들어올리기

'경부 등척성 수축 기법'이라고도 합니다. 턱 밑에 양쪽 엄지손가락을

이마 버티기

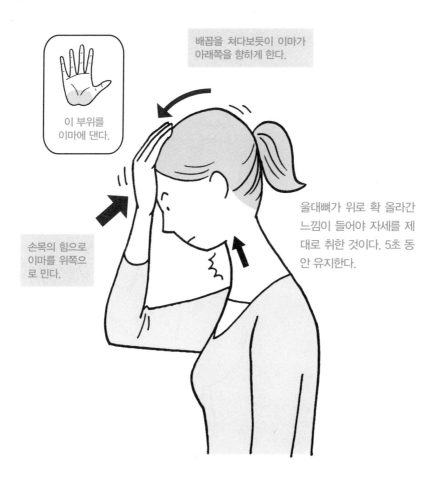

이 부위를 이마에 댄다.

배꼽을 쳐다보듯이 이마가 아래쪽을 향하게 한다.

손목의 힘으로 이마를 위쪽으로 민다.

울대뼈가 위로 확 올라간 느낌이 들어야 자세를 제대로 취한 것이다. 5초 동안 유지한다.

"매 식사 전 또는 틈이 날 때 5~10회 실시!"

턱 들어올리기 (경부 등척성 수축 기법)

울대뼈가 올라가면 OK.
서로 밀어내는 상태를 5초 동안 유지한다.

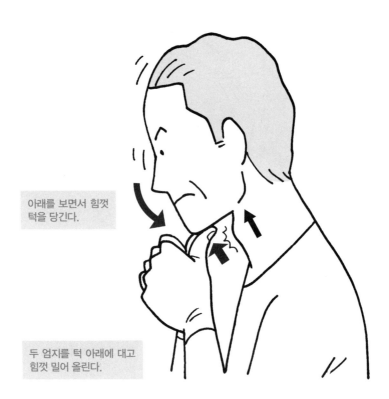

아래를 보면서 힘껏
턱을 당긴다.

두 엄지를 턱 아래에 대고
힘껏 밀어 올린다.

"매 식사 전 또는 틈이 날 때 5~10회 실시!"

대고, 턱과 엄지에 힘을 주어 서로 밀어내는 동작입니다. 턱을 당겨 고개를 아래로 향하게 하면서 그대로 힘을 줍니다. 턱에 댄 엄지손가락은 턱을 들어 올리는 느낌으로 힘을 가합니다.

이마 버티기와 마찬가지로 서로 누르고 있는 상태를 5초 동안 유지하고, 5~10회 반복합니다. 이때도 마찬가지로 강하게 누를 때 울대뼈 주변에 힘이 들어간 느낌이 들어야 합니다. 매일 반복하면 후두거상근이 단련됩니다. 틈날 때마다 실시해 보세요.

③ 인후 E 체조

알파벳 'E'를 길게 발성하는 느낌으로 입모양을 만드는데, 입을 양옆으로 최대한 길게 당깁니다. 5초 정도 어금니를 꽉 무는 느낌(실제로는 어금니에 힘을 주지 않음)으로 힘을 주고 인후 근육을 긴장시킵니다.

소리를 낼 필요는 없지만 소리 내는 게 더 편하다면 "이~" 하고 소리 내도 괜찮습니다. 울대뼈가 올라가는 것을 의식하면서 5~10회 실시합니다. 후두거상근 단련에 즉각적인 효과가 있습니다.

턱 들어올리기와 인후 E 체조를 동시에 하는 것도 권장합니다. 목주름을 펴는 효과와 얼굴을 작게 만드는 효과까지 기대할 수 있는 동작입니다.

인후 E 체조

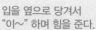
입을 옆으로 당겨서
"이~" 하며 힘을 준다.

이~

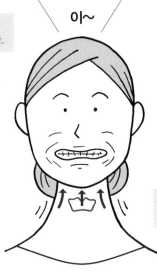

목 주변에 힘이 들어간
상태를 5초 동안 유지한다.

"매 식사 전 또는 틈날 때마다 5~10회 실시!"

응용

이~

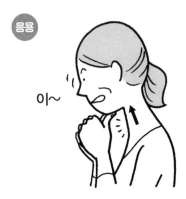

94쪽에서 소개한
턱 들어올리기와 함께
실시하면 후두거상근을
효과적으로 단련할 수 있다.

④ 의식적으로 침 삼키기

글자 그대로 자기 침을 삼키는 동작인데, 이때 'Think swallow' 즉 침을 삼키는 데에 가급적 의식을 집중합니다. 꿀꺽 트레이닝의 하나로 '삼키는 힘이 점점 좋아지고 있다.'라고 생각하면서 2~3회 천천히 삼키도록 합니다.

⑤ 심호흡하기

입으로 천천히 길게 숨을 내쉬고, 끝까지 내쉰 후에는 코로 숨을 들이쉽니다. 최대한 천천히 깊게 호흡하는 것이 요령입니다. 2~3회 반복합니다.

⑥ 좌우로 목 늘이기

목 스트레칭입니다. 천천히 옆으로 고개를 기울여서 더 이상 꺾이지 않는 지점에서 1초 동안 멈춥니다. 좌우 2~3회 반복합니다.

⑦ 목 돌리기

원을 크게 그리도록 목을 돌리면서 목 근육을 풀어줍니다. 왼쪽으로 돌리기와 오른쪽으로 돌리기를 각각 2~3회 반복합니다. 목 주변의 근육이 굳어 있으면 울대뼈를 들어 올리는 근육의 기능도 떨어집니다. 울대뼈의 움직임을 원활하게 하기 위해서라도 목 주변의 근육을 잘 풀어주는 것이 필요합니다.

⑧ 혀 내밀기

입 체조 다음은 혀 체조를 실시할 차례입니다. 먼저 입을 벌리고 최대한 혀를 내밉니다. 그리고 '상 → 하 → 좌 → 우' 순으로 혀를 움직입니다. 내민 혀를 각 방향으로 구부릴 수 있을 만큼 최대한 구부립니다. 2~3회 반복합니다.

⑨ 가슴 펴고 팔 들기

등 뒤로 양손을 깍지 끼고 가슴을 펴면서 천천히 두 팔을 들어 올립니다. 이때 고개를 들고 등의 양쪽 견갑골을 붙인다는 느낌으로 가슴을 최대한 앞쪽으로 내밉니다. 양팔이 더 이상 올라가지 않을 위치가 되면 10초 동안 정지합니다. 이를 2~3회 반복합니다. 이 동작을 실시하면 목과 어깨, 등의 근육이 풀리고 동시에 흉곽이 펴지면서 호흡 기능이 개선됩니다.

⑩ 마무리 심호흡하기

마지막으로 심호흡을 다시 한 번 실시합니다. ⑤와 마찬가지로 입으로 천천히 숨을 내쉬고 코로 천천히 들이마십니다. 2~3회 심호흡을 반복하면 꿀꺽 트레이닝이 마무리됩니다.

가슴 펴고 팔 들기

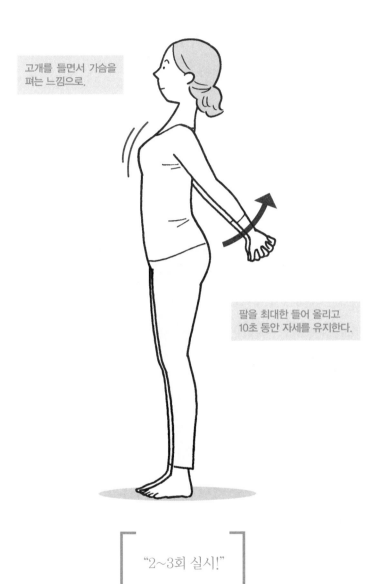

고개를 들면서 가슴을
펴는 느낌으로.

팔을 최대한 들어 올리고
10초 동안 자세를 유지한다.

"2~3회 실시!"

연하 기능이 상당히 저하된 고령자의 경우, 꿀꺽 트레이닝을 ①~
⑩의 순서로 한 차례씩 매 식사 전에 실시하는 것이 좋습니다. 식전
에 실시하면 목, 입, 혀의 근육이 효과적으로 풀리면서 오연을 어느
정도 예방할 수 있습니다. 또한 ①~⑩을 1일 3세트 실시하면 약해
졌던 삼키는 힘이 회복·강화되는 효과를 기대할 수 있습니다. 연하
기능이 크게 저하되어 있지 않은 40~60대의 경우 아침저녁 상관없
이 1일 1세트를 습관적으로 하는 것이 좋습니다. 직장일과 집안일
로 바쁜 세대라 매 식전에 실시하기는 어려우므로 1세트로도 충분합
니다.

만약 이것도 어렵다면 ①~④의 4단계만 실시해도 괜찮습니다. 이
정도는 2~3분이면 충분합니다. 1일 1세트씩 꾸준히 트레이닝하면
서 습관으로 만든다면 훗날 삼키는 힘 저하를 방지하는 데 큰 도움
이 될 것입니다.

2

인후 근육 강화

샤케어 트레이닝

인후 근육을 강화하는 가장 단순한 동작

두 번째로 소개하는 인후 근육 운동은 '샤케어(Shaker) 트레이닝'입니다. 이 운동은 미국 의사 샤케어가 고안한 트레이닝으로 현재 세계 여러 나라의 의료기관에서 인후 근육을 강화하는 방법으로 적극 활용되고 있습니다. 그만큼 효과가 입증되어 의료계에서 인정받은 훈련법이라 할 수 있겠습니다.

방법은 무척 간단합니다. 먼저 담요나 매트 위에 베개 없이 똑바로 눕습니다. 그리고 두 어깨를 바닥에 붙인 채 머리만 천천히 들어 올려서 자기 발끝을 바라봅니다. 최대한 머리를 높이 들어 올린 지점에서 30초~1분 동안 정지하고 다시 천천히 머리를 바닥에 내립니다. 이를 5~10회 반복합니다.

샤케어 트레이닝

반듯한 자세로 누워 몸에 힘을 뺀다.

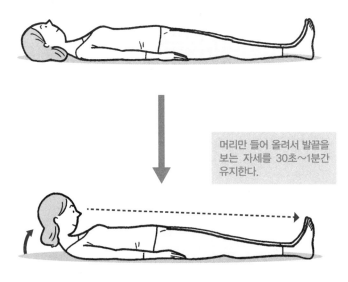

머리만 들어 올려서 발끝을 보는 자세를 30초~1분간 유지한다.

두 어깨는 바닥에 붙인다.

"1세트당 5~10회, 하루 2~3세트 실시!"

▶ 주의점 ◀

목 디스크 등 경추 질환이 있는 사람, 고혈압 환자는 금지.

이 트레이닝을 실시하면 목과 인후 근육 전체에 힘이 들어가면서 울대뼈를 위아래로 움직이는 후두거상근이 단련됩니다. 언뜻 보기에는 고개를 들었다 놨다만 하는 가벼운 동작처럼 보이지만 직접 해보면 머리를 30초~1분 동안 계속 들고 있는 게 그리 쉽지는 않을 것입니다.

직접 해봤을 때 버겁게 느껴진다면 머리를 들고 있는 시간을 짧게 하고 횟수를 줄여서 실시해도 됩니다. 예를 들어 10초씩 2~3회로 시작해 익숙해지면 서서히 시간과 횟수를 늘려나가는 식입니다. 1일 3세트 실시하는 것이 가장 이상적이지만 낮에는 아무래도 할 수 있는 기회가 적으므로 우선은 아침 기상 후와 잠자리에 들기 전, 이렇게 2세트씩 규칙적으로 실시해 봅시다.

앞의 꿀꺽 트레이닝과 병행하면 더욱 큰 효과를 볼 수 있습니다. 샤케어 트레이닝과 꿀꺽 트레이닝 모두 인후 근육을 강화하는 기본 운동입니다. 2가지 모두 하는 것이 가장 바람직하지만 상황이 여의치 않다면 적어도 하나만이라도 매일 꾸준히 실시하기 바랍니다.

단, 샤케어 트레이닝은 목 디스크나 경추 염좌 등의 경추 질환, 고혈압 환자는 금해야 합니다. 이 경우에는 대신 1번 프로그램의 ① 이마 버티기를 열심히 실시하도록 합니다.

3 페트병 체조

호흡 기능 강화

부풀리고 찌그러뜨리면 폐활량이 쑥쑥

이번에는 호흡 기능을 강화하는 운동을 소개합니다. 페트병 체조
는 빈 페트병을 부풀리거나 찌그러뜨려서 폐활량을 단련하는 트레
이닝입니다.

먼저 페트병 입구에 입을 대고 숨을 힘껏 들이마셔서 페트병이 납
작해질 때까지 찌그러뜨립니다. 그런 다음 힘껏 숨을 내쉬어서 페트
병이 빵빵해질 때까지 부풉니다. 들이마실 때는 배가 꽉 차서 버
거울 때까지 들이마시고, 내쉴 때는 폐 속의 공기를 모두 내보낸다
는 느낌으로 내쉬는 것이 요령입니다. 이를 5회 정도 반복합니다.

단, 페트병은 자기 폐활량 수준에 맞는 것을 골라야 합니다. 페
트병의 재질과 용량을 고려해 선택하는데, 인후 기능과 호흡 기능

이 상당히 약해진 사람이나 고령자는 생수병처럼 부드러운 재질의 500㎖ 페트병부터 시작하는 것이 좋습니다. 이 정도면 폐활량이 꽤 떨어진 경우라도 비교적 쉽게 실시할 수 있습니다.

차츰 익숙해지면 단단한 재질의 500㎖ 페트병이나 부드러운 재질의 1ℓ짜리 페트병에 도전하면서 조금씩 난이도를 높여 나갑니다. 가장 높은 난이도는 단단한 재질의 1.5ℓ나 2ℓ 페트병입니다. 폐활량이 저하되지 않은 상태라면 훈련을 통해 충분히 부풀리고 찌그러뜨릴 수 있습니다.

주변에서 구하기 쉬운 페트병을 이용해 간단하면서도 효율적으로 폐활량을 향상시켜 봅시다. 매일 규칙적으로 꾸준히 실시하면 호흡 기능과 연하 기능을 강화할 수 있습니다.

풍선 불기 & 피리나팔 불기
풍선을 거뜬히 불 수 있는 폐활량 유지하기

4
호흡 기능 강화

의외로 상당한 폐활량이 필요한 것이 풍선 불기입니다. 특히 풍선의 고무 재질이 단단하면 어느 정도 공기를 불어넣고 부풀리기까지 꽤 어려울 수 있습니다.

호흡 기능이나 연하 기능을 오래도록 건강하게 유지하려면 적어도 풍선을 무리 없이 불 수 있는 정도의 폐활량을 유지하는 것이 좋습니다. 다시 말해 풍선을 쉽게 불 수 있느냐 없느냐는 삼키는 힘이 얼마나 잘 유지되어 있느냐를 알아보는 하나의 척도라고 할 수 있지요.

평소에 정기적으로 풍선을 부는 연습을 하면 폐활량을 일정 수준으로 유지할 수 있습니다. 이른 시기부터 규칙적으로 연습하고 나

풍선 불기 & 피리나팔 불기

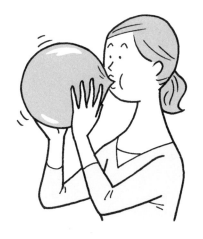

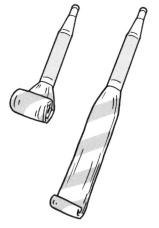

풍선은 가격이 저렴하면서도
쉽고 즐겁게 트레이닝할 수 있는 유용한 도구

피리나팔을 꾸준하게 불기만 해도
호흡 기능을 회복할 수 있다.

이 들어서도 계속한다면 적어도 풍선을 불 수 있을 만큼의 폐활량은
유지할 수 있을 것입니다. '하루 1개 불기'부터 시작해서 '1주일에 한
번은 연속해서 3개 불기'처럼 자기 나름의 규칙과 난이도를 정해 풍
선 불기 트레이닝을 실시해 보세요.

풍선을 도저히 불 수 없을 만큼 폐활량이 떨어진 환자에게는 '피리
나팔 불기'를 권합니다. 피리나팔은 아이들의 생일 파티나 축하 행
사에 자주 활용되는 소품으로, 문구점이나 마트에서 쉽게 구입할 수

있습니다. 풍선과 달리 가볍게 '뿌~' 하고 숨을 내쉬기만 하면 쉽게 부풀릴 수 있는 것이 특징입니다. 특히 호흡 기능이나 연하 기능이 떨어져 있어 오연이 걱정되는 경우, 피리나팔을 부는 것만으로도 숨을 내쉬는 기능이 조금씩 회복되면서 오연의 위험을 줄일 수 있습니다.

블로우 다트
게임처럼 즐기는 호흡 강화 운동

호흡 기능 강화

'블로우 다트(Blow dart, 바람총)'는 누구나 쉽게 할 수 있어 고령자 사이에서도 인기가 높은 스포츠 게임입니다. 5~10m 떨어진 과녁판을 향해 날숨의 힘으로 다트를 쏘아 점수를 겨루는 게임으로, 폐활량이 승패를 좌우합니다.

문화센터에서 배우거나 취미 삼아 시작하는 분들을 보면, 호흡 기능을 단련하고 연하 기능 유지에도 큰 도움을 얻을 뿐만 아니라 생활의 활력소가 되어 무척 만족스럽다는 반응을 보였습니다. 블로우 다트는 고령자도 쉽게 할 수 있으며 친구들과 게임을 하듯 즐겁게 폐활량을 늘릴 수 있습니다. 최근 여러 문화센터나 기관에 블로우 다트 강좌가 여럿 개설됨에 따라 배울 수 있는 기회가 늘어나고 있습니다.

물론 이런 기관을 찾지 않더라도 집에서 블로우 다트를 즐기는 것도 가능합니다. 블로우 다트는 기다란 원통과 다트, 과녁판만 있으면 누구나 바로 시작할 수 있습니다. 이런 도구는 인터넷이나 스포츠 용품점에서 쉽게 구입할 수 있으므로 도구를 준비해 집에서 간편히 즐기는 것도 좋은 방법이 되겠습니다.

물론 직접 만드는 것도 가능합니다. 긴 통 대신 비닐 랩에 들어 있

직접 만드는 블로우 다트

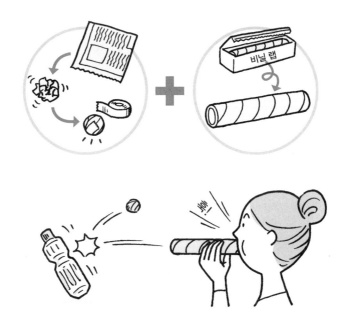

는 심을 쓰고, 신문지처럼 가벼운 재질을 둥글게 뭉쳐 테이프로 감아 공처럼 만든 것을 다트로 사용합니다. 과녁판으로는 페트병이나 접은 종이를 볼링 핀처럼 세워놓으면 됩니다. 이들을 사용해 긴 통에 힘껏 숨을 불어넣어 다트(공)를 쏨으로써 과녁(페트병이나 종이)을 맞히는 놀이를 가족과 함께 즐기는 것도 한 방법입니다.

이 핸드메이드 블로우 다트는 휠체어에 앉아 있거나 침대나 바닥에서 상체만 일으킨 채로도 가능합니다. 따라서 다리 힘이 떨어져 있는 경우나 체력이 저하되어 오연이 우려되는 경우에 호흡과 연하의 힘을 회복하기 위한 운동으로 추천되고 있습니다. 무기력한 생활에 새로운 활력소가 될 수도 있지요. 호흡 트레이닝과 연하 트레이닝을 겸한 오락으로 블로우 다트만 한 것도 없을 것입니다.

단, 주위에 사람이 없는지 반드시 확인하고 실시함으로써 누군가 다치는 일이 없도록 만전을 기해야 합니다. 블로우 다트 외에 하모니카, 단소, 트럼펫과 같은 관악기도 연주를 즐기면서 오래 지속할 수 있는 호흡 트레이닝으로 추천됩니다.

6 입 오므리고 호흡하기

호흡 기능 강화

생활 속에서 깊게 호흡하는 습관 기르기

삼키는 힘을 오래 유지해 나가려면, 평소 호흡의 '깊이'가 중요한 요건이 됩니다.

호흡이 얕으면 숨을 자주 쉬어야 하므로 식사 중에도 무의식적으로 숨을 들이마시게 되어 오연의 위험이 높아지기 마련입니다. 따라서 나이 들어서도 오연을 하지 않도록 삼키는 힘을 기르기 위해서는 평상시에 깊게 호흡하는 습관을 들여 놓는 것이 필요합니다.

'입 오므리고 호흡하기'는 자연스럽게 깊은 호흡을 익힐 수 있는 트레이닝입니다. 자세한 호흡법은 다음과 같습니다.

입 오므리고 호흡하기

1

가볍게 입을 오므리고 천천히 입으로 숨을 내쉰다.
폐 안의 공기를 모두 바깥으로 내뱉는다는 느낌으로 내쉰다.
이때 배는 서서히 들어가도록 한다.

2

그런 다음 코로 깊게 숨을 들이마신다.
이때 배는 부풀린다.

3

다시 입을 오므리면서 입으로 숨을 내쉰다.
내뱉는 시간이 들이마시는 시간의 2배가 되도록 천천히 길게 숨을 내쉰다.

1~3번을 반복합니다. 처음 익숙하지 않을 때는 배에 손을 얹고 배의 움직임을 의식하면서 실시하면 효과적입니다. 일상 속에서 이렇게 호흡하는 것을 자꾸 의식하다 보면, 깊게 호흡하는 습관이 자연스럽게 몸에 배게 됩니다.

입 오므리고 호흡하기는 언제 어디서나 할 수 있으므로 생활하면서 종종 이 방법으로 호흡하도록 노력해 보세요. 예를 들어 아침에 세수하고 나서, 버스를 기다리는 동안, 회사에서의 업무 시작 전과 같은 자투리 시간을 활용해 습관적으로 실시합니다. 자신의 생활 리듬에 맞게 실천하는 것이지요.

참고로 지금까지 소개한 호흡 기능 강화를 위한 3~6번 프로그램은 혈압에 영향을 미칠 수 있으므로 심장 질환이 있는 경우 주치의와 상담한 후 실시해야 합니다.

고음으로 노래 부르기

노래 부르는 걸 좋아한다면 일석이조

7

발성 기능 강화

이제 발성 기능을 강화하는 운동으로 넘어가도록 할까요?

첫 번째로 추천하는 방법은 노래방 가기입니다. 앞서 말했듯이 노래 부르기는 삼키는 힘을 유지하는 매우 효과적인 수단이지요. 큰 소리로 노래를 부르면 호흡기가 단련되며 연하 기능의 핵심인 울대뼈 근육을 매우 효율적으로 강화할 수 있습니다.

그런데 그저 막연하게 노래 불러서는 효과가 미미합니다. 삼키는 힘의 강화 효과를 제대로 얻기 위해서는 노래를 부르고 선곡하는 데 요령이 있어야 합니다. 바로 고음으로 노래를 부르는 것인데요. 한 번 울대뼈에 손을 대어 목소리를 내 보기 바랍니다. 울대뼈는 고음일 때 올라가고 저음일 때 내려갑니다. 울대뼈 근육 즉 후두거상근을 단련하려면 이 상하 운동을 열심히 하는 것이 중요하므로 노래방에서 노래를 부를 때는 최대한 고음으로 노래하거나 높은 키의 노래를 선곡해 울대뼈를 확실하게 올리고 상하로 활발하게 움직이도록 만드는 것이 좋습니다.

이른바 '고음 열창'이 바람직하다는 뜻입니다. 가능하면 '일주일에 한 번은 친구와 노래방에 가서 고음으로 노래하기', '목욕하면서 고음 노래로 한 곡 뽑기', '운전하면서 오디오에 맞춰서 고음으로 따라 부르기', '건강을 위해 운동하듯이, 휴일에 혼자 노래방에 가서 고음으로 맘껏 발성 연습하기'처럼 적극적으로 노래를 부르기 바랍니다.

평소 꾸준히 고음으로 노래 부르는 습관을 들이면, 처지기 시작하던 후두거상근에 근력이 붙으면서 울대뼈가 점점 위로 올라갑니다. 그러면 오연의 위험성이 낮아지는 것은 물론 나이 들어서도 오래도록 삼키는 힘을 유지할 수 있습니다.

다만 한 가지 주의할 점은 지나치게 노래만 불러서는 안 된다는 것입니다. 목이 아플 정도로 계속 부르거나 매일 과도하게 소리 내어 목을 혹사시키면 성대가 상하거나 결절이 생길 수 있습니다. 어디까지나 적당히 꾸준하게 목을 풀어야 좋다는 것을 명심하세요.

이 트레이닝은 스트레스를 해소하면서 가창력도 기를 수 있고 인후 건강까지 챙길 수 있어 일석삼조의 효과를 거둘 수 있다는 것이 가장 큰 장점입니다.

울대뼈 스쿼트

인후 상하 운동을 확실하게 체감할 수 있는 발성법

울대뼈는 고음을 낼 때 올라가고 저음을 낼 때 내려갑니다. 따라서 고음과 저음을 번갈아 소리 내면 울대뼈가 활발히 오르내리면서 인후 근육이 단련됩니다.

8번 프로그램인 '울대뼈 스쿼트'는 발성 연습을 통해 울대뼈 상하 운동을 실시함으로써 근육을 단련하는 방법입니다. 발성할 때마다 울대뼈가 올라가거나 내려가는 모습이 마치 근육 운동인 스쿼트와 비슷하여 붙은 이름이지요.

울대뼈 스쿼트는 흔히 연극배우들이 일상적으로 하는 발성 연습을 일부 응용한 것입니다. 연극배우들은 발음이나 목소리를 좋게 만들기 위해 '아, 야, 어, 여, 오, 요, 우, 유, 으, 이', '가, 갸, 거, 겨, 고,

처음 여섯 음은 고음으로 소리 내고
그다음부터 저음, 고음을 번갈아가며 소리 낸다.

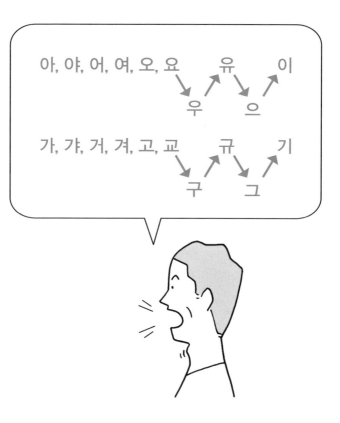

아, 야, 어, 여, 오, 요 유 이
우 으

가, 갸, 거, 겨, 고, 교 규 기
구 그

고음과 저음을 교대로 반복할 때
울대뼈는 스쿼트하듯이 상하로 움직인다.

교, 구, 규, 그, 기' 등을 크게 소리 내면서 발음하는 훈련을 합니다. 이 발성 연습에 고음과 저음을 넣어 실시하는 것이 바로 울대뼈 스쿼트입니다. 즉, '아', '야', '어', '여', '오', '요'를 발성할 때는 최대한 고음으로 소리 내고, '우'는 저음, '유'는 고음, '으'는 저음, '이'는 고음을 내는 식으로 고음과 저음을 번갈아 냅니다.

핵심은 '최대한 큰 목소리로 또박또박 발음하는 것'과 '최대한 높낮이를 살려서 발음하는 것'입니다. 힘껏 낮은 소리를 낸 다음, 다시 높고 큰 소리를 내면 울대뼈가 올라가는 것을 확실히 느낄 수 있습니다.

매일 꾸준하게 스쿼트를 하면 하반신 근육이 단련되는 것처럼 울대뼈 스쿼트를 규칙적으로 실시하면 인후 근육을 효율적으로 단련할 수 있습니다. 힘껏 소리 내어 울대뼈를 움직이고 삼키는 힘을 강화해 보세요.

평상시에는 고음을 낼 기회가 그리 많지 않을 것입니다. 따라서 노래방에서든 발성 연습을 하면서든, 자신에게 맞는 방법으로 의식적으로 고음을 냄으로써 '울대뼈를 움직여 운동하려는 자세'가 무엇보다 필요합니다.

인후 운동과 전신 운동의 접목으로 2배의 효과를 거둔다

지금까지 소개한 8가지 삼키는 힘 강화 운동은 기본적으로 집에서 혼자 힘으로 충분히 실시할 수 있도록 고안한 운동 프로그램입니다.

참고로 최근 일본에는 삼키는 힘을 단련하기 위한 전문 트레이닝 강좌와 전용 체육관이 생겼습니다. 이른바 '스포츠 보이스'라 불리는 트레이닝으로, 비트가 강한 음악에 맞추어 몸을 움직이는 동시에 발성까지 하는 운동입니다. 에어로빅처럼 리듬에 맞춰 몸을 움직이면서 뱃속 깊은 곳에서부터 큰 소리를 내는 것이지요. 말하자면 인후 운동과 전신 운동을 합친 트레이닝입니다.

어떤 시(市)에서는 복지 행정의 일환으로, 통신 가라오케 기업과 협력하여 스포츠 보이스 대학원이라는 트레이닝 교실을 개설하기도

했습니다. 그곳에서 60대 이상의 남성을 대상으로 스포츠 보이스 트레이닝을 실시한 결과, 트레이닝 후 전체 참가자 중 21%가 저작력(씹는 힘)이 개선되었고 65%가 연하 기능(침을 삼키는 횟수를 측정)이 개선된 것으로 나타났습니다. 삼키는 힘의 향상이 과학적으로 입증되었다고 할 수 있습니다.

이러한 트레이닝은 체력 증강 효과도 기대할 수 있습니다. 원래 에어로빅은 폐활량 증가, 혈액 순환 촉진, 하반신 강화, 비만 해소 등의 효과가 있는 유산소 운동으로 장기적으로 실시하면 체력의 유지와 향상에 큰 도움이 됩니다.

스포츠 보이스를 실시하는 강좌와 체육관은 여러 지역에서 조금씩 늘어나고 있는 추세입니다. 연하 기능과 체력 향상을 목적으로 다른 사람들과 함께 어울려 즐겁게 땀을 흘리고 소리 내어 운동하는 것은 매우 바람직한 응용 방안이라 생각합니다. 이처럼 다양한 방법이 접목된 훈련 프로그램이 다른 지역과 나라에서도 많이 고안되고 활용된다면, 많은 이들의 삶의 질이 향상되고 건강 수명 또한 늘어나겠지요.

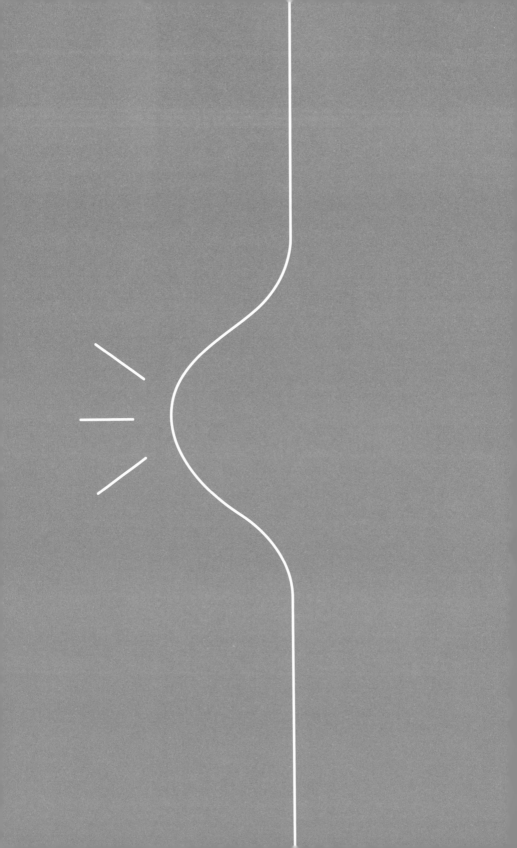

제 **4** 장

·

잘못 삼키는 것은 암만큼이나 위험하다

오연을 예방하는
9가지 식사 규칙

독이 되기도 약이 되기도 하는
'먹는 행위'

보통 밥 한 숟가락을 먹을 때 우리는 목을 몇 번 정도 움직여 삼킬
까요? 성인의 경우 보통 5~6번 정도 인후를 움직여서 삼킨다고 합
니다. 밥 한 공기를 먹을 때 열 숟가락 정도 밥을 떠먹는다고 가정하
면, 적어도 한 끼에 50~60번 삼키는 동작을 한다는 계산이 나옵니
다. 또한 끼니마다 보통 두어 가지 반찬이 나온다고 치고, 하루 세끼
에 틈틈이 수분 섭취하는 것까지 고려하면, 적어도 우리는 하루에
약 500~600번 삼키고 있는 셈이지요.

건강할 때야 삼키는 횟수는 특별히 신경 쓰이지 않는 법입니다. 하
지만 한번 곰곰이 생각해 보기 바랍니다. 연로한 가족이나 주변의
지인이 연하 장애를 겪고 있거나, 현재 내 자신이 사레들림이나 인

후 기능의 쇠약을 느끼고 있다면 어떨까요? 매일 약 600번이나 오연을 일으킬 위험에 직면해 있는 것입니다.

과장된 표현일 수도 있지만 앞으로의 고령화 사회에서는 그만큼 식사에 주의를 기울일 필요가 있다는 게 오랜 임상 경험을 통해 얻은 결론입니다. 건강하게 입으로 먹는 것이야말로 건강 장수의 비결이자 원천이라는 사실은 누구나 잘 알고 있습니다. 먹는 행위는 우리 몸의 최고 양약입니다. 이것이 오연으로 인한 독이 되지 않도록 올바른 식사 방법에 대해 알아둘 필요가 있습니다.

이번 장에서는 오연을 일으키지 않도록 '식사 중 유념해야 할 9가지 규칙'에 대해 소개하고자 합니다. 규칙을 잘 지키며 식사함으로써 매일 600번에 이르는 삼킴 행위가 오연의 위험이 아닌 몸을 건강하게 해주는 고마운 기회가 될 수 있기를 바랍니다.

'○○하면서 먹기'는 절대 금물!
가급적 식사에만 집중할 것

삼키는 힘을 유지하려면 먼저 'Think swallow' 즉, 삼키는 행위에 집중하는 것이 필요합니다. 식사하면서 TV나 스마트폰을 보는 것처럼 무언가를 병행하며 먹게 되면 아무래도 집중도가 떨어질 수밖에 없지요.

간혹 TV 코미디 프로그램을 보면서 밥을 먹고 있는데 불시에 웃긴 장면이 나와서 웃음을 터트리다가 사레들린 경험이 흔히들 있을 것입니다. 웃을 때 자신도 모르게 숨을 들이마시다가 순간적으로 음식물이 기관으로 들어가면서 사레가 든 경우이지요. '○○하면서 먹기'를 하다 보면 종종 이런 일이 발생하면서 오연할 가능성이 높아집니다. 뿐만 아니라 '○○하면서 먹기'는 과식을 유도해 비만을 조장하고 미각을 둔화시킨다는 해외 연구 결과도 있습니다.

연하 기능이 상당히 저하된 고령자는 식사 중의 대화도 가급적 삼가는 것이 좋습니다. 물론 가족이나 친구들과 밥상에 둘러앉아 대화를 나누며 즐겁게 식사하는 것은 매우 소중한 일입니다. 그러나 아무리 좋은 자리일지라도 웃다가 사레에 들리거나 말하려는 찰나에 음식물이 목에 걸리는 사고가 일어나지 않는다는 보장은 없습니다.

그러므로 오연이 우려된다면, 식사 때는 가급적 '먹기, 씹기, 삼키기'에만 집중할 것을 기본으로 삼고 한 입 한 입, 입속에 들어온 음식을 잘 씹고 천천히 맛을 느끼면서 식사할 것을 권합니다. 먹는 행위는 생명 활동에서 가장 근본이 되는 행동입니다. 그러므로 다른 일로 방해받는 일 없이 '오직 식사만을 위한 시간'으로 최대한 정신을 집중하는 것이 좋습니다.

매운 음식과 술은 적당히,
좋아하는 음식일수록 주의한다

인후 건강을 위해서는 자극적인 음식을 자주 먹는 것 또한 가급적 피해야 합니다. 특히 조심해야 할 것은 과도하게 매운 음식, 뜨거운 음식이나 음료, 알코올 도수가 높은 술 등입니다. 발포자극성이 강한 탄산음료나 커피, 카페인이 함유된 홍차 등도 과다 섭취하지 않는 것이 좋습니다.

이런 음식을 지속적으로 섭취하면 인후나 기관 점막이 자극되고 약해지면서 염증이 생깁니다. 그러면 인후에 통증이 생기거나 기침이 나고 목소리가 갈라지거나 잠길 수 있습니다. 심할 경우 음식물을 삼키는 데 지장이 생기기도 합니다.

술을 좋아하는 환자들을 진찰해 보면 술자리가 끝날 즈음부터 사레들기 시작하는 경우가 많다고 합니다. 술에 취하면 신경계 전달이 무뎌지므로 오연과 폐렴을 일으킬 가능성이 높아집니다. 그러므로 술은 적당량 마시는 것이 좋습니다.

가끔 "좋아하는 음식, 즐겨 먹는 음식은 사레들 일이 없어."라고 믿는 사람이 있는데 절대 그렇지 않습니다. 연하 반응은 음식에 대한 기호 정도에 따라 좌우되는 것이 아닙니다. 오히려 좋아하는 음식일수록 잘 씹지 않고 급하게 먹거나 과식하는 경우가 많아 더욱 주의가 필요합니다. 좋아하는 음식은 오연하지 않을 거라는 잘못된 생각 때문에 방심하고 지나치게 많이 먹는 일이 없도록 조심하기 바랍니다.

'국물부터 먼저'가 더 위험, 사레 안 들리는 대표 음식은 중국요리

일반적으로 사람들은 식사를 시작할 때 부드러운 것부터 넘긴다는 생각으로, 눈앞에 놓인 음식들 중 가장 먼저 '국물'을 뜨는 경우가 많지요. 우선 국물부터 한 숟가락 뜨고 나서 밥을 먹기 시작한다거나 양식인 경우 먼저 수프를 먹고서 식사를 시작하는 식입니다.

하지만 일반적인 인식과는 달리, 오연이나 사레를 예방한다는 차원에서 맨 처음 액체 음식을 먹는 것은 그리 권하고 싶지 않습니다. 목 넘김이 부드러운 액체는 사레들리기 쉬운 특징이 있습니다. 액체는 목을 통과하는 속도가 빠르기 때문에 잘못된 통로로 넘어가기 쉽기 때문이지요. 음식물의 형태 중 의외로 액체가 가장 오연하기 쉽습니다.

그렇다면 삼키기 수월한(오연할 확률이 낮은) 음식물의 형태는 어떤 것일까요? 다음 3가지 조건이 그 기준이 됩니다.

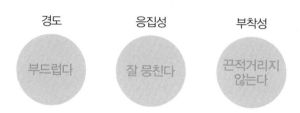

경도	응집성	부착성
부드럽다	잘 뭉친다	끈적거리지 않는다

이 조건을 모두 충족시키는 음식이 바로 '중국요리'입니다. 중국요리는 대체로 푹 끓여서 부드럽고, 전분 물을 얹어서 적당히 걸쭉한 메뉴가 많습니다. 이런 음식은 목구멍을 천천히 통과하므로 삼킴 장애가 있는 사람에게 좋습니다. 염분 과다가 되지 않도록 간을 잘 조절한다면 질리지 않고 오래 먹을 수 있습니다.

일식 중에서는 마를 갈아서 밥에 얹어 먹는 마덮밥(도로로고항)이나 간장계란밥, 계란탕, 으깬 낫토 등 걸쭉한 음식이 추천할 만한 메뉴입니다.

어쨌든 식사할 때 첫술은 물기가 있는 음식이 아니라 걸쭉하면서 목구멍을 천천히 통과하는 음식부터 먹기 시작하세요. 오연을 예방하는 식단의 기본 상식으로 꼭 기억하기 바랍니다.

사레들고 목에 걸리기 쉬운
6가지 식감을 주의하라

방금 소개했듯이 삼키기 수월한 음식이란 점도(걸쭉함의 정도)가 적당하고 덩어리로 잘 뭉쳐지며, 끈적거리거나 들러붙지 않고 형태가 유연하게 잘 변형되면서 목을 부드럽게 통과하는 음식입니다.

반대로 묽은 액체, 잘 흩어지는 음식, 목구멍에 들러붙거나 끈적거리는 음식은 조심해야 합니다. 덩어리로 뭉쳐지지 않으면 음식이 흩어지면서 쉽게 기관으로 들어갈 수 있습니다. 떡처럼 잘 들러붙는 음식은 질식 사고가 일어날 위험이 있고, 입이나 목구멍 안쪽에 들러붙은 음식이 나중에 침에 녹아서 오연을 일으키는 경우도 있습니다. 또한 씹으면 수분이 터져 나오는 음식도 오연을 일으킬 가능성이 높습니다.

정리하면, 다음과 같은 식감을 가진 음식은 목구멍에 걸리거나 사레들기 쉬우므로 조심하는 것이 좋겠습니다.

삼킴 장애를 유발하기 쉬운 6가지 식감과 음식 예

- 술술   사레들기 쉬움 → 물, 차, 주스, 커피, 된장국 등
- 쫄깃쫄깃   목에 걸리기 쉬움 → 경단, 찰밥, 젤리 등
- 끈적끈적   들러붙기 쉬움 → 떡, 찰기가 있는 죽 등
- 퍼석퍼석   목이 메기 쉬움 → 빵, 카스텔라, 감자류 등
- 흐슬부슬   흩어지기 쉬움 → 밥알, 다진 고기, 어묵 등
- 흐르르   달라붙기 쉬움 → 김, 미역, 잎과 줄기를 먹는 채소(청채류) 등

음식을 선택할 때 이 6가지 식감을 참고해 사레들거나 목에 걸리는 일이 없도록 조심하기 바랍니다.

그리고 이외에도 조심해야 할 식품이 있습니다. 오징어나 문어, 조개와 같이 질긴 음식은 충분히 씹지 않고 삼킬 경우 목에 걸릴 위험이 있습니다. 곤약젤리라고 불리는 식품도 미끄럽고 잘 씹히지 않아 큰 덩어리가 목구멍 깊숙이 들어갈 수 있기 때문에 질식할 위험성이 높은 것으로 알려져 있습니다. 인후 안쪽 깊숙이 위치한 성대의 직경은 성인의 경우 약 2cm로 대략 엄지손가락만한 굵기이므로 젤리를 씹지 않고 삼키면 질식할 위험이 큽니다.

흔히 사람들은 잘게 썬 '다진 음식'을 고령자들이 먹기 편한 음식이라고 생각합니다. 그러나 다진 음식은 딱딱한 재료와 부드러운 재료를 모두 똑같은 크기로 잘게 썰기 때문에 씹는 기능을 보완한다는 장점이 있는 반면, 뭉치지 않고 흩어지기 쉽다는 단점도 있습니다. 연하 기능이 저하된 경우에는 목에 일부가 남아 오연을 일으킬 가능성이 있으므로 잘 삼키지 못하는 사람에게는 오히려 좋지 않습니다.

초무침이나 마리네이드(Marinade, 고기, 생선, 야채 등을 식초, 올리브오일, 향신료 등에 절인 것)처럼 식초가 들어간 음식도 사레가 잘 드는 것으로 유명합니다. 식초에 함유된 초산은 휘발성이 매우 강하기 때문에 후두에 유입되면 인후 내부를 자극해 반사적으로 헛기침을 유발합니다. 이런 음식을 입에 넣자마자 사레들린 경험은 아마 많이 있을 것입니다.

식초와 겨자를 친 냉면이나 해파리냉채처럼, 후루룩 먹을 수 있는 재료에 식초 또는 매운 향신료가 들어간 요리는 특히 주의해야 합니다. 면을 후루룩 먹는 순간 기관으로 식초가 들어가면서 사레들기 쉽습니다. 이러한 음식을 먹을 때는 잘게 씹고 의식적으로 삼킴으로써 사레들지 않도록 조심해야 합니다.

오연이나 질식 사고는 '아차' 하는 순간이나 방심할 때에 일어나는 법입니다. 연하 기능이 떨어져 있다면 먹을 때 각별히 주의를 기울이는 것이 바람직합니다.

식사 규칙 5

한 입에 많이 먹지 말고
30분 내에 식사를 마칠 것

보통 성인의 '한 입'이라 할 때 그 용량은 15~20㎖ 정도 되는 것으로 알려져 있습니다. 대략 계량스푼 1큰술 정도로, 밥숟가락으로 한 술(밥숟가락 용량은 약 10㎖이지만 고체의 경우 담기는 용량이 많아짐) 적당하게 푼 양을 상상하면 될 것입니다.

이 '한 입'보다 더 많이 떠먹게 되면 연하 처리 능력이 이를 감당하기 어려워 오연의 위험이 높아집니다. 그러므로 흡인성 폐렴을 예방하기 위해서는 가급적 밥숟가락 한 술을 적당하게 떠서 먹는 것이 좋겠습니다. 참고로 삼킴 장애가 있는 경우라면 '한 입' 양은 약 1작은술(5㎖) 정도가 바람직합니다.

다만 건강한 사람이 이렇게 먹으면 한 끼를 다 먹는 데 시간이 지나치게 오래 걸릴 수 있습니다. 삼킴 장애 증례검토회(일본) 연구에 따르면 빠르지도 느리지도 않게 먹는 적절한 식사 시간은 30분 정도라고 합니다. 식사는 30분 내외로 마치는 것이 바람직하며 이보다 길어지면 식사하다가 지쳐서 도리어 오연을 일으킬 가능성이 생기므로 역효과가 날 수 있습니다.

정리하자면, 건강한 사람은 밥숟가락 한 술을 적당하게 떠서 잘 씹어 삼키고 식사 시간을 30분 정도로 마치면 오연 위험성을 크게 낮출 수 있습니다. 이 기준을 잘 기억하고 식사할 때 적극적으로 적용해 보세요.

오래 씹으면 사레 안 들린다는 건 ✕, 적당히 씹으면 바로 삼켜야 ○

우리는 어려서부터 음식은 잘 씹어야 한다는 말을 들으며 자랐습니다. 물론 음식을 잘 씹어서 삼키기 쉬운 형태로 만들어야 하는 것은 맞습니다. 대충 씹다가 덩어리째 삼켜 버리면 자칫 질식할 수도 있습니다.

하지만 "오래 씹으면 씹을수록 좋은가?"라고 누군가 묻는다면 답은 '아니오.'입니다. 입에서 씹은 음식물은 목구멍 속에 머물러 있다가 연하 반응이 일어나면서 꿀꺽 삼켜집니다. 문제는 이때 '씹기'와 '꿀꺽 삼키기'가 구조상 동시에 이루어질 수 없다는 점입니다. 만약 음식물을 계속 씹고만 있으면 꿀꺽 삼킬 수 없기 때문에 음식물이 오랫동안 인후 속에 머물게 되면서 오연을 일으킬 확률이 급격히 높아집니다.

또한 지나치게 많이 씹으면 침이 과다 분비되면서 음식물이 잘 뭉치지 않고 흩어진 상태로 넘어갑니다. 133쪽에서 소개한 6가지 식감에서 알 수 있듯이 이런 형태는 오연을 유발하는 요주의 음식물입니다. 그러므로 식사할 때는 너무 오래 씹지 말고 적당한 덩어리가 되면 곧바로 삼키는 것이 좋습니다.

고령자에게 좋은 음식으로 알려져 있는 '죽'을 먹을 때에도 다음 2가지 주의사항을 기억해야 합니다. 첫 번째는 '입에 물고 있는 시간은 적당하게' 입니다. 입안에 죽을 오래 머금고 있으면 침에 있는 전분분해효소(아밀라아제)에 의해 전분이 분해되면서 걸쭉함이 사라집니다. 술술 넘어가는 묽은 액체는 오연을 유발하므로 도리어 오연할 위험성이 높아지는 것이지요.

두 번째 주의사항은 '끓인 죽은 가급적 빨리 먹어치울 것'입니다. 죽은 시간이 지날수록 수분이 분리되는 현상이 일어나는데 이 경우 역시 점도가 낮은 수분이 많아지면서 오연할 가능성이 높아집니다. 이 현상은 죽을 먹고 있는 동안에도 일어나는데요. 죽을 뜬 숟가락에 침이 묻어 있으면 침 속의 전분분해효소가 죽의 전분을 분해하면서 수분이 분리됩니다.

이를 막기 위해 죽을 한 입 먹고 나면 그때마다 물이 담긴 컵에 숟가락을 넣어서 헹구거나, 분리를 방지하는 특수 효소가 함유된 겔화제를 미리 죽에 넣어서 죽을 젤리 형태로 만들기도 합니다(일본에서는 죽 조리용 겔화제가 시판되고 있으나 한국은 죽 조리용 겔화제가 시판되고 있지 않음).

최근 식빵으로 만든 '빵죽'이 고령자를 위한 식단으로 인기가 있는데 빵죽은 쌀죽보다 수분이 분리되는 현상이 적게 일어나는 경향이 있습니다. 빵죽은 테두리를 제거한 식빵을 한 입 크기로 잘라서 우유에 넣고 끓이면 되는데, 푹 끓여서 빵과 우유가 완전하게 섞인 상태로 만드는 것이 중요합니다.

이외에 오연이 잘 일어나지 않는 음식으로는 프렌치토스트, 스크램블 에그, 부드러운 계란찜, 매시포테이토, 으깬 바나나, 요구르트 등이 있습니다.

급하게 먹으면
오연과 질식 위험이 높아진다

만화 영화를 보면 가끔 등장인물이 허겁지겁 식사를 하거나 한꺼번에 많이 먹다가 그만 목이 막혀 얼굴이 새파래지는 장면이 나오곤 합니다. 당연한 이야기이지만, 이처럼 급히 먹거나 폭식하는 식습관은 절대 좋지 않습니다.

급하게 먹으면 먹을수록, 입에 많이 넣으면 넣을수록, 입에 들어간 음식은 잘못된 통로로 들어가기 쉽습니다. 급하게 먹는 음식이나 입 속에 꽉 찬 음식은 질식 사고를 초래할 위험이 큽니다. 20대 젊은이가 빨리 먹기 대회에 출전했다가 질식으로 숨진 사고가 있을 정도이니 나이가 많은 사람이라면 더더욱 조심해야 합니다.

오연이나 질식 사고의 위험성은 가볍게 지나칠 일이 아닙니다. 아무리 급하더라도, 아무리 배고프더라도 급하게 먹거나 폭식하는 일이 있어서는 안 됩니다. 한 입씩 적당량을 천천히 음미하면서 먹는 습관을 들이도록 합시다.

흔히 면류는 후루룩 넘길 수 있어서 먹기 편하다고 생각하기 쉽지만 의외로 사레들리기 쉬운 음식 중 하나입니다. 삼킴 기능이 저하되면 음식을 후루룩 먹는 것이 어렵습니다. 국물(액체)과 면(가느다란 고형물)이라는 서로 다른 형태의 음식물이 섞여 있는 데다, 씹는 힘이 약하면 면을 제대로 씹지 못하고 그대로 삼키게 되므로 오연을 일으킬 위험이 높아지지요. 만약 삼키는 힘이 불안정하다고 느낀다면 면은 되도록 짧게 자르고 국물에 전분 물을 더해서 걸쭉하게 만들어 먹을 것을 추천합니다.

고개를 위로 들고 먹는 것은 위험!
가벼운 목례 자세가 사레를 예방한다

가끔 환자로부터 "사레가 잘 드는 자세, 잘 안 드는 자세가 따로 있나요?"라는 질문을 받곤 합니다. 물론 있습니다. 음식물을 잘 삼킬 수 있느냐 없느냐는 먹을 때의 자세에 따라서도 크게 달라집니다.

음식을 삼킬 때의 바람직한 자세는 가볍게 목례하는 자세입니다. 머리를 조금 앞으로 숙이면 목구멍이 좁아지기 때문에 기관보다 식도로 음식물이 잘 넘어가면서 오연을 막을 수 있습니다.

오연을 방지하는 유명한 방법으로 '턱 당기고(Chin-in) 삼키기'가 있습니다. 방법은 매우 간단합니다. 삼키는 순간에만 밑을 보고 꿀꺽하는 것입니다. 목으로 들어간 음식이 식도로 잘 넘어가게 하는 자세로, 고령자는 물론 누구에게나 권할 수 있는 방법입니다.

턱 당기고 삼키기

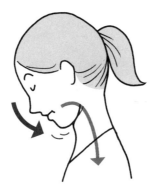

한편 고개를 위로 하면 삼키기 쉽다고 생각하는 사람이 의외로 많은데 이는 잘못된 방법입니다(이 방법은 혀의 움직임이 좋지 않은 일부 사람들에게만 제한적으로 효과가 있음).

다음 쪽의 그림과 같이 의자에 앉아서 먹을 때는 의자 등받이에 허리를 밀착해 깊숙이 앉고 척추를 세워 고개를 다소 앞으로 숙여서 먹는 것이 바람직합니다. 반대로 엉덩이만 의자에 살짝 걸치고 등받이에 기대어 앉는 자세나 등을 구부린 상태로 먹는 것은 좋지 않습니다.

침대에서 식사할 경우에는(각도 조절 기능이 있는 매트라는 전제하에) 상체를 일으키고 뒤통수에 베개를 받쳐서 고개를 다소 앞으로 기울인 자세로 먹는 것이 좋습니다.

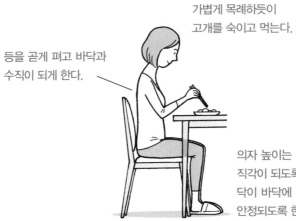

가볍게 목례하듯이
고개를 숙이고 먹는다.

등을 곧게 펴고 바닥과
수직이 되게 한다.

의자 높이는 무릎 각도가
직각이 되도록 하고, 발바
닥이 바닥에 닿아 자세가
안정되도록 한다.

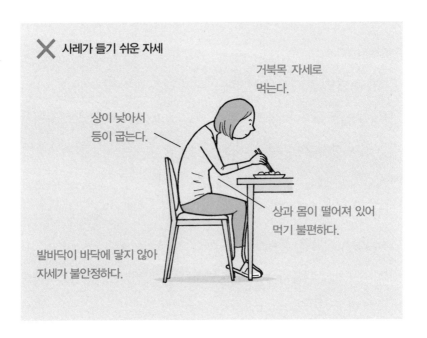

✕ 사레가 들기 쉬운 자세

거북목 자세로
먹는다.

상이 낮아서
등이 굽는다.

상과 몸이 떨어져 있어
먹기 불편하다.

발바닥이 바닥에 닿지 않아
자세가 불안정하다.

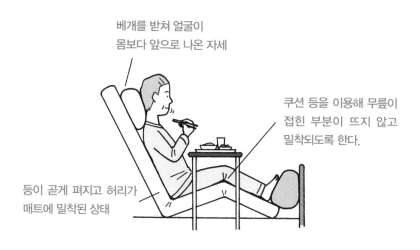

베개를 받쳐 얼굴이
몸보다 앞으로 나온 자세

쿠션 등을 이용해 무릎이
접힌 부분이 뜨지 않고
밀착되도록 한다.

등이 곧게 펴지고 허리가
매트에 밀착된 상태

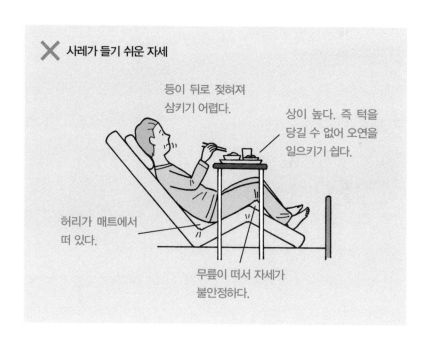

✕ 사례가 들기 쉬운 자세

등이 뒤로 젖혀져
삼키기 어렵다.

상이 높다. 즉 턱을
당길 수 없어 오연을
일으키기 쉽다.

허리가 매트에서
떠 있다.

무릎이 떠서 자세가
불안정하다.

생선뼈가 목에 걸리면 즉시 병원으로!
등을 두들기거나 물을 마시는 것은 금물

"밥을 먹다가 생선가시가 목구멍 깊숙이 박혀서 빠지지 않을 때 어떻게 해야 하나요?"

가끔 이런 질문을 받곤 합니다. 이때 절대로 하지 말아야 할 것이 '밥 한 숟가락을 꿀꺽 삼키기'입니다. 꿀꺽 삼키면 목에 걸린 것이 쏙 빠져 내려갈 것이라는 생각은 과학적으로 전혀 근거가 없습니다. 생선가시가 목구멍에 박혔는데 밥을 삼키는 것은 마치 '땅에 박힌 말뚝 위로 탱크가 지나가는 것'과 마찬가지입니다. 가시가 목구멍에 더 깊이 박히면서 상태를 더욱 악화시킬 뿐입니다.

그럼 어떻게 해야 할까요? 즉시 근처 이비인후과에 가는 것이 최선이며 의사가 바로 문제를 해결해 줄 것입니다. 만약 가시가 상당히 깊이 박혔을 경우 복잡한 처치가 필요하게 되므로 어느 경우든 즉시 병원으로 가는 것이 좋습니다.

누군가가 사레들리면 그 사람의 등을 세워서 두들겨 주는 경우가 있는데 이 또한 잘못된 방법입니다. 사레가 들었다고 함은 음식물이 기관으로 들어가기 직전의 상태를 의미합니다. 이때 사레들린 사람을 똑바로 일으켜 세워서 등을 두들긴다면 무슨 일이 일어날까요? 기관이 수직이 된 상태에서는 기관을 막고 있던 음식이 그대로 폐까지 들어갈 수 있습니다.

사레들었을 때 물을 마시는 것도 별로 도움이 되지 않습니다. 앞서 말했듯이 물은 술술 넘어가는 형태라 오연을 일으키기 쉽습니다. 불난 데에다 기름 붓는 격으로 더 심한 사레를 유발할 수 있는 것이지요.

사레가 들면 우선 상반신을 앞쪽으로 숙여서 기관이 지면과 수평이 되도록 한 다음 뱉어낼 수 있도록 기침을 하는 것이 정답입니다. 자세한 것은 5장의 176~179쪽을 참조하기 바랍니다.

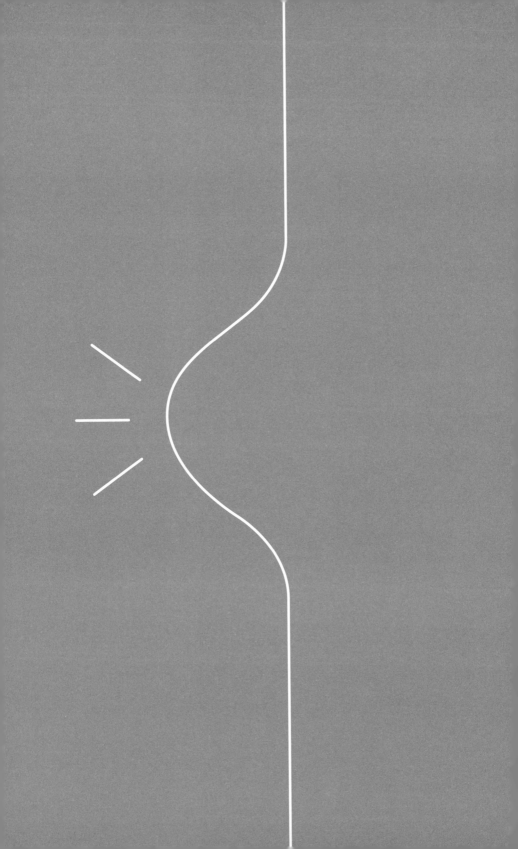

제 **5** 장

•

목, 이럴 때는 어떻게 해야 하나요?
목구멍에 관한 다양한
고민 해결을 위한 Q&A

목구멍 문제는
치아 문제만큼 중요하다

혹시 여러분 가운데 지금까지 살아오면서 한 번도 치과에 가 보지 않은 분이 있나요? 아마도 거의 없을 것입니다. 충치나 치주질환이 생기고 치아가 빠져서 틀니를 하는 등 여러모로 크고 작은 트러블이 끊이지 않으며, 지속적인 관리가 필요한 것이 바로 치아입니다. 음식을 씹지 못하면 큰 문제가 발생하므로 많은 사람들이 치아 건강을 오래 유지하기 위해 평소에도 관리를 소홀히 하지 않습니다.

사실 우리의 목구멍도 치아만큼이나 세심한 관리가 필요합니다. 치아에 비해 인후 건강은 아무래도 가볍게 여기거나 뒤로 미루는 경향이 있습니다만, 그래서는 안 됩니다. 나이 들면 치아가 상하는 것처럼 인후 또한 기능이 약해지고 여러 가지 문제가 생기기 시작합니다. 치아 관리만큼이나 인후에도 주의를 기울이고 꾸준히 관리해야 먹고 삼키고 호흡하고 말하는 인후의 소중한 기능을 오래도록 원활히 유지할 수 있습니다.

이번 장에서는 이러한 인후 건강에 관한 다양한 문제와 고민을 다룰 예정입니다. 여러분 중에도 평소 인후 즉, 목구멍 상태나 질환에 대해 여러 고민을 가지고 있는 사람이 적지 않을 것입니다. '이제까지 물어볼 기회가 없었지만, 늘 궁금했던 질문'을 가진 사람도 분명 있을 것입니다. 이와 같은 내용을 Q&A 형식으로 짚어보며 올바른 인후 건강 상식을 전하고자 합니다.

인후의 중요성과 관리 방법에 관한 정보는 책이나 잡지, 인터넷에 나와 있는 것이 의외로 많지 않습니다. 이번 기회에 올바른 지식을 습득해 나와 가족의 인후 건강 관리에 활용하기 바랍니다.

Q1 자꾸 가래가 많이 끼는데 인후가 약해서 그런 건가요?

A 기관이나 폐가 약해져 있을 가능성이 있습니다.

여러분은 가래가 생기는 이유를 알고 있나요? 가래는 호흡기에 유해한 물질을 몸 밖으로 배출하는 작용을 합니다. 호흡을 하면 대기 중의 먼지나 세균, 바이러스, 항원물질 등이 기관과 폐로 들어오게 되는데 이러한 이물질이 겔 형태로 응집되어 기침을 통해 몸 밖으로 배출되는 것이지요.

사실 가래는 컨디션이 나쁠 때만 생기는 것이 아니라 컨디션이 좋은 평상시에도 계속 생성됩니다. 건강한 성인의 정상적인 가래 분비량은 하루 100㎖ 정도이며, 보통 의식하지 못한 채 대부분을 삼키고 있습니다. 그런데 가래가 신경이 쓰일 정도로 많이 생긴다면 그만큼 몸이 가래를 많이 만들어내야 하는 상태에 놓였다는 것을 의미합니다. 즉 기관이나 폐에 유해한 물질이 많이 쌓여 있다는 증거인 거죠.

가래가 많이 낀다면 기관이나 폐의 기능이 약해져 있거나, 호흡기에 뭔가 질병이 생겼을 가능성이 있으므로 신속히 호흡기내과의 진찰을 받아보는 것이 좋습니다.

가래가 생기는 원인으로는 대략 감기, 독감, 폐결핵, 폐렴, 기관지염, 폐암, 꽃가루 알레르기, 천식 등이 있습니다. 물론 삼키는 힘이 떨어져서 오연으로 폐렴이 유발된 경우에도 가래가 많이 생깁니다. 기관이나 폐에 침입한 음식물에 세균이 증식하여, 그 유해 물질을 체외로 배출하려는 힘이 작용하기 때문에 가래가 많이 생성되는 것이지요.

여러분도 가래가 끼는 것은 몸이 보내는 이상 신호라는 사실에 유념하면서 평소 인후 건강에 주의를 기울이고 '뭔가 이상하다.'라는 느낌을 받으면 지체 없이 바로 병원을 방문해 적절한 진단과 치료를 받기 바랍니다.

Q2 차가운 공기를 마시면 기침이 나요 왜 그런가요?

A 인후가 예민해져서 약간의 자극에도
반응하기 때문입니다.

"차가운 공기를 마시면 기침이 바로 나면서 멈추지를 않습니다."

"겨울에 따뜻한 방에 있다가 추운 데로 나가면 꼭 사레들거나 기침이 납니다."

"새벽녘 기온이 떨어지면 반드시 기침을 합니다."

이런 증상을 호소하는 사람이 의외로 많습니다. 한랭 자극에 의한 기침은 감기, 천식, 기관지염 등을 앓고 있는 사람에게서 특히 많이 나타납니다. 그리고 인후가 조금만 약해져도 비슷한 증상이 나타날 때가 있는데, 기침이 나거나 사레가 드는 것은 약해진 인후와 기관 점막이 약간의 자극에도 과민 반응을 일으키기 때문입니다.

인후와 기관은 가운데가 뻥 뚫려 있는 관 형태로, 외부 공기와 직접 접촉합니다. 그리고 인후나 기관이 약해져 자극에 민감해지면 유입되는 공기의 아주 미세한 변화까지 감지하여 방어 반응을 일으키지요. 즉 갑자기 차가운 공기가 들어오면 반사적으로 '강한 자극으로부터 몸을 보호하는 시스템'이 작동하면서 침입자(찬 공기)를 인후와 기관에서 내쫓기 위해 기침을 하는 것입니다.

이처럼 인후와 기관이 약해지면 담배의 부류연(타고 있는 담배 끝에서 나오는 생담배연기)이나 먼지, 배기가스, 심지어 향수 냄새에도 반응하면서 기침을 하는 상황까지 생깁니다. 어느 경우든 이러한 상태를 그냥 방치해서는 안 됩니다. 약간의 자극만 받아도 기침이 심하게 나는 상태를 그대로 두면 폐 기능에도 좋지 않은 영향을 미칩니다. 호흡 기능이 저하되면 연하 기능도 분명 나빠질 수밖에 없습니다.

인후와 기관이 약해진 증상이 보인다면 호흡기내과를 방문해 조기에 치료를 받는 것이 좋습니다.

Q3 | 담배를 피우면 목에 통증이 생겨요

A 각종 유해 물질이 점막을 자극하기 때문입니다.

"담배를 많이 피우면 항상 목이 아파요." 흡연가라면 아마 이 말에 많이 공감할 것입니다. 담배 연기는 니코틴과 타르를 비롯하여 수많은 유해 화학 물질을 함유하고 있습니다.

목이 아픈 것은 이러한 유해 물질이 끊임없이 인후 점막을 자극하고 상처입히기 때문입니다. 이런 상태가 지속되면 당연히 인후 점막이 약해지면서 염증이 생기고 결국에는 인두염, 기관지염, 인두암, 후두암, 식도암 등의 질환으로 악화되는 단초가 됩니다.

또한 담배는 인후 점막뿐만 아니라 폐 조직에도 상처를 입히면서 호흡 기능을 저하시킵니다. 이러한 상처는 폐암을 비롯한 많은 호흡기 질환을 유발합니다.

어쨌든 담배는 백해무익합니다. 담배 연기는 내가 피우지 않아도 간접 흡연에 의해 내 의지와 상관없이 몸속으로 들어옵니다. 인후 건강을 유지하고 싶다면 금연은 물론 흡연자가 많은 장소에도 가까이 가지 않는 것이 좋겠습니다.

Q4 역류성 식도염으로 오연이 발생할 수 있나요?

 오연 가능성이 매우 크므로 주의해야 합니다.

역류성 식도염은 이름에서 알 수 있듯이 위 속의 내용물이 식도로 역류하는 질환입니다. 정식 병명은 '위식도 역류질환'입니다. 역류에 의해 궤양이나 미란(피부 또는 점막 표면이 헐거나 짓무른 것) 등의 형태학적 병변이 식도에 나타나는 것이 바로 역류성 식도염입니다.

위에서는 강산성인 위산이 분비되는데 위 속의 내용물과 함께 위산이 역류하면 식도 점막을 자극하고 염증을 일으킵니다. 가장 흔한 증상은 흉부 작열감입니다. 위에서 올라온 위산 때문에 가슴이 타는 듯이 쓰리거나 구토가 나고 신물이 올라오기도 합니다. 그 밖에도 기침이 심하게 나거나 가슴이 조이는 듯한 통증을 느끼기도 합니다.

한편 위산을 포함한 위 속의 내용물이 식도를 거쳐 후두와 인두로 역류하여 후두와 인두 점막에 손상과 염증을 일으키는 질환을 '인후두 역류질환'이라고 합니다. 위식도 역류질환의 기본 증상인 흉부 작열감이 없으면서도 인두이물감, 인두통, 기침, 가래 등 호흡기 증상이 있는 경우 인후두 역류질환을 의심할 수 있습니다.

이와 같은 역류질환이 있으면 위 속의 내용물이 기관으로 들어가 오연을 일으킬 수 있습니다. 위산 등의 이물질이 기관으로 들어가면 당연히 호흡기에도 나쁜 영향을 끼칩니다. 기관이나 폐 점막을 자극해 손상을 입혀 쉽게 염증이 생기고 심해지면 흡인성 폐렴으로 발전할 수 있습니다.

이 질환은 과거에는 노년층에서 많이 발병했으나 최근에는 20~30대에서도 증가하고 있습니다. 그러므로 역류성 식도염이 있다면 고령자는 물론 젊은 사람도 오연하거나 흡인성 폐렴이 생기지 않도록 특별히 조심해야 할 것입니다.

Q5 역류성 식도염에 의한 오연을 방지하려면 어떻게 해야 하나요?

A 누워 있을 때는 상반신을 조금 높게 하는 것이 좋습니다.

역류성 식도염에 의한 오연은 밤에 자고 있을 때 일어나는 경우가 많습니다. 평소처럼 똑바로 누워서 자는 동안 신물이 올라오면서 그것이 기관으로 들어가는 것입니다.

이를 예방하려면 눕는 자세를 바꿀 필요가 있습니다. 가장 권장하는 자세는 상반신을 조금 일으켜서 눕는 것입니다. 오른쪽 그림처럼 상반신에 다소 경사를 주는 것만으로도 역류 현상이 훨씬 덜 합니다. 저녁을 먹자마자 바로 눕는 것도 좋지 않습니다. 위 속 내용물이 완전하게 소화되어 장으로 이동하면 역류는 잘 일어나지 않습니다. 가급적 저녁 식사를 마치고 1~2시간 정도 간격을 두고 취침하는 것이 좋습니다.

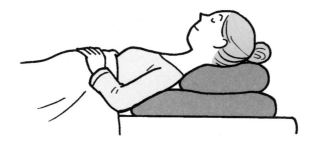

　역류성 식도염을 일으키는 요인으로는 고기 같은 고지방 음식, 과음, 과식, 불규칙적인 생활, 스트레스 등이 있습니다. 해당되는 사람은 식생활과 생활 리듬을 점검하고 이러한 요인을 제거하도록 노력해야 합니다.

　역류성 식도염 치료는 약물요법도 효과가 있으므로 소화기내과를 방문하여 약을 처방받아 복용하는 것도 좋은 방법입니다.

Q6　오랜 시간에 걸쳐서 조금씩 오연이 일어날 수도 있나요?

A 가능성은 있습니다.

　오연은 연하 기능이 떨어진 고령자만의 문제가 아닙니다. 울대뼈 근육은 40대부터 서서히 약해지기 시작합니다. 따라서 젊어서부터 조금씩 오연을 반복하고 있는 사람이 상당할 것이라는 게 저의 소견입니다.

　젊을 때는 체력이나 면역력이 대체적으로 양호하므로 오연을 일으키더라도 폐렴까지 진행되지 않지만, 실상은 젊어서부터 조금씩 오연이 반복되면서 기관이나 폐 기능이 서서히 약해지는 경우가 결코 적지 않습니다. 아마도 이런 사람이 나이 들어 체력이나 면역력이 떨어지면 종종 폐렴을 앓게 되고, 일찍 사망하게 되는 일로 이어지는 것이 아닐까 싶습니다. 젊어서부터 장기간에 걸쳐서 조금씩 진행된 오연으로 누적된 폐 손상이 결국 폐렴이라는 결과를 낳는 것입니다.

이는 어디까지나 추론이지만 가능성을 완전히 부정하지는 못할 듯합니다. 실제로 이른 나이에 사망한 사람을 부검해 보니 기관과 폐에서 야채 조각과 밥풀 등의 오연 물질이 나왔다는 보고도 있습니다. 오연을 반복하다 보면 기관의 감도가 떨어지면서 사레들림을 느끼지 못하는 경우도 있습니다. 그러므로 젊은 사람도 오연이나 폐렴에 대해 충분히 주의를 기울일 필요가 있습니다.

다시 한 번 강조하지만 삼키는 힘은 나이 들어서 불현듯 나빠지는 것이 아닙니다. 나이가 많지 않더라도 식사 때 사레가 잦거나 알약을 삼키기 어렵다면 자신도 모르는 사이 삼키는 힘이 저하되어 있을 수 있습니다. 어쩌면 이렇게 젊어서부터 알게 모르게 시작된 오연이 나의 수명을 단축하고 있을지도 모릅니다.

Q7 인후 기능의 노화에 남녀 간의 차이가 있나요?

 원인은 밝혀지지 않았지만 큰 차이가 있습니다.

나이 듦에 따른 울대뼈의 처짐 정도는 남녀 간에 매우 큰 차이가 있습니다. 앞서 38쪽의 그래프를 보면 남성이 여성보다 처지는 정도가 크다는 것을 알 수 있습니다. 울대뼈 처짐은 오연과 같은 연하 기능의 문제와 직접적인 연관이 있으므로 인후 기능은 남성이 더 빨리 나빠지고 여성은 비교적 노화 속도가 더디다고 보아도 무리가 없을 것입니다.

이처럼 남녀 간의 차이가 생기는 이유는 무엇일까요? 아쉽게도 아직 의학적으로 명확하게 밝혀진 바는 없습니다. 다만 하나의 가설로 수다와 관련이 있는 것이 아닐까 추측되기도 합니다. 일반적으로 여성이 더 말하기를 좋아하고 남성은 상대적으로 과묵한 경우가 많다고 알려져 있는데요. 평소 말을 많이 하면 울대뼈가 위아래로 움직이면서 인후 기능이 활발하게 작동합니다. 이러한 남녀의 성향 차이가 울대뼈 하수의 차이로 나타난다고 보는 것이지요.

만약 이 가설이 사실이라면 남성들은 지금보다 소통 능력을 길러서 더 많이 대화하도록 노력해야 할 것입니다. 특히 은퇴 후 대화의 양이 줄어들지 않도록 해야 합니다. 직장에서 근무할 때에는 비교적 여러 사람들과 필연적으로 대화를 해야 하지만, 본업에서 은퇴 후 집에 있으면 대개는 말할 기회가 크게 줄고 동시에 말수도 줄어드는 게 일반적입니다.

아무쪼록 가족과의 대화를 늘리거나 다양한 모임에 참석하는 등 소통의 기회를 적극적으로 늘려 나가기 바랍니다. 2, 3장에서 소개한 것처럼 종종 노래방에 가서 큰 소리로 노래 부르는 것도 좋습니다. 의도적으로 또박또박 큰 목소리로 말하는 것도 인후 기능 유지에 큰 도움이 된다는 점을 기억하세요.

Q8 목 건강을 위해서 평소 마스크를 하는 것이 좋은가요?

A 밤에 마스크를 하고 자는 것도 좋습니다.

목소리가 생명인 가수나 아나운서는 밤에 잘 때 마스크를 하고 자는 경우가 많다고 합니다. 이처럼 목을 보호해야 하는 사람에게 마스크는 필수 아이템입니다.

인후는 대기 중의 공기와 직접 접촉하기 때문에 항상 먼지나 꽃가루, 배기가스, 세균, 바이러스에 노출되어 있습니다. 이러한 유해 물질로부터 인후를 보호하는 차원에서 마스크는 인후에 매우 유익한 도구라 할 수 있습니다.

마스크의 또 다른 장점은 인후 건조를 완화시켜 준다는 것입니다. 입이나 인후가 건조해지면 세균이나 바이러스가 점막에 쉽게 부착해 감기나 독감, 염증 등을 일으키는 원인이 됩니다. 그런데 마스크를 하면 자신의 호흡에 의해 적절한 습도와 온기가 유지되면서 세균이나 바이러스가 몸 안으로 침입하기 어려워지지요.

특히 세균이나 바이러스는 잠자는 동안 목을 통해 체내로 유입되는 경우가 많으므로 마스크를 하고 자는 것은 인후 건강을 지키는데 무척 이롭다고 할 수 있습니다.

최근에는 겨울이나 꽃가루가 날리는 계절뿐만 아니라 심각한 수준의 미세먼지로 인해 사시사철 마스크를 끼고 다니는 사람이 많아졌습니다. 장시간 끼고 있어도 숨이 편안한 마스크나 촉촉한 마스크처럼 여러 기능을 가진 기능성 마스크들이 시중에 판매되고 있습니다.

다소 불편할지언정 마스크가 우리 생활에 매우 친숙한 아이템이 된 것은 인후 건강을 위해서는 바람직한 현상이라고 볼 수 있습니다. 여러분도 오래도록 인후 건강을 유지하기 위해 평소에도 마스크를 착용하는 습관을 들이기 바랍니다.

Q9 목이 아프면 그냥 목캔디를 먹으면서 자가 치료하는데 괜찮나요?

A 자가 치료보다는 이비인후과 진료를 받으세요.

목이 따끔거릴 때마다 늘 목캔디를 먹는다는 사람이 적지 않은 듯합니다. 겨울에는 입에 달고 산다는 사람을 본 적도 있습니다. 목캔디나 트로키(Troche, 입에서 천천히 녹아 구강 점막에 지속적으로 작용하는 알약)에는 보통 시원한 느낌을 주는 박하 성분이나 허브, 한방 성분이 함유되어 있습니다. 해로울 건 없겠지만 인후 문제가 그것만으로 해결될지에 대해서는 다소 회의적입니다. 적어도 의사들 중에서 목이 아픈 증상을 목캔디 먹는 것으로 해결하는 사람은 없을 것입니다.

게다가 주성분은 설탕과 포도당이므로 충치와 혈당치 상승의 위험도 있습니다. 목이 따끔거리거나 통증이 오래 지속될 때는 목캔디가 아닌 이비인후과 진료를 받기 바랍니다.

Q10 가글할 때 가글액을 쓰는 게 좋나요?

 A 그냥 물로도 충분합니다.
가글액은 자극성이 너무 강합니다.

가글은 입과 인후의 건조함을 예방하고 세균이나 바이러스를 씻어내는 효과가 있습니다. 다만 이때 가글액을 쓸 필요는 없습니다. 왜냐하면 가글액은 인후 점막을 자극하기 때문입니다. 장기간 지속적으로 사용할 경우 입안의 정상세균의 균형이 파괴된다는 문제도 지적되고 있습니다. 그러므로 가글은 그냥 물로 해도 충분하다는 것이 저의 소견입니다.

가글하는 방법에도 주의를 기울일 필요가 있습니다. 고개를 위로하고 '가글가글' 하면 입안의 물이 기관으로 들어갈 수 있습니다. 따라서 연하 기능이 떨어진 경우라면 이를 닦고 물로 헹굴 때처럼 입을 다물고 아래를 보면서 '우물우물' 하는 것이 좋습니다.

Q11 딸꾹질이 멈추지를 않아요 목에 이상이 생긴 걸까요?

A 목과는 전혀 상관이 없습니다.

딸꾹질이 멈추지 않아서 힘들었던 적은 누구나 있을 듯합니다. 목 안쪽에서 큰 소리가 나면서 딸꾹질을 계속 하게 되면 목에 무슨 이상이 생긴 게 아닌지 걱정이 들 수도 있겠습니다.

그러나 딸꾹질은 목과는 전혀 관련이 없는 증상입니다. 딸꾹질은 횡격막(가로막)의 경련 때문에 일어나는 현상입니다. 횡격막은 폐 아래에 있는 반구형의 얇은 근육막으로, 우리는 이 근육을 수축시켜서 폐를 위아래로 움직이며 호흡하고 있습니다.

그런데 무엇 때문에 횡격막에 경련이 일어나는지, 횡격막에 경련이 생기면 왜 딸꾹질을 하게 되는지에 대한 메커니즘은 아직 명확하게 밝혀진 바가 없습니다.

Q12 목 건강을 위해 가습기가 꼭 필요한가요?

 **건조에 대한 대책은 중요합니다.
단, 가습기는 자주 청소해 주는 것이 좋습니다.**

건조한 환경은 우리 몸의 점막 부위에 매우 해롭습니다. 대기가 건조한 계절에는 외부에 노출되는 입, 목, 눈, 코안 등의 점막들이 일제히 바짝 말라 있는 상태라고 보면 됩니다.

특히 인후 점막이 건조해지면 세균이나 바이러스가 부착하기 쉬워지면서 감기, 독감, 염증 등이 유발될 확률이 높아집니다. 그러므로 건조한 계절에는 가습기, 마스크, 수분 섭취, 가글 등 다양한 방법으로 인후 점막의 습도가 항상 적절하게 유지되도록 신경 써야 합니다.

단, 가습기를 사용할 경우 필터나 물통을 청결하게 관리하는 것이 중요합니다. 청소를 게을리하면 물때와 곰팡이가 증식해 자칫 세균과 곰팡이를 공기 중에 분사하는 꼴이 될 수 있습니다.

Q13 코를 고는 사람은 인후에 문제가 있나요?

 상기도가 좁아져 있을 가능성이 있습니다.

코골이는 코 질환, 인후의 좁아짐, 비만, 입 호흡, 스트레스, 알코올 등 여러 원인에 의해 나타나는 것으로 알려져 있습니다.

그중 '인후의 좁아짐'에 기인하는 코골이는 상기도(성대보다 위쪽에 있는 기관)가 좁아져 인후 내부의 공기 저항이 커지면서 발생합니다. 인후가 좁아지는 원인으로는 비만으로 인후에 지방이 쌓이거나 노화로 인해 인후 근육의 힘이 저하된 것을 들 수 있습니다.

인후가 원인이 되어 일어나는 코골이는 잠잘 때의 자세나 베개 높이를 바꾸는 것이 하나의 해결 방법이 될 수 있습니다. 베개가 높으면 목이 압박되면서 상기도가 좁아지기 쉽습니다. 모로 눕거나 베개 높이를 낮추면 코골이가 완화되기도 합니다.

Q14 수면무호흡증도 인후와 관련이 있나요?

 A 인후의 상기도가 수면 중에 막히는 것이 원인입니다.

수면무호흡증은 수면 중에 무호흡 상태가 빈번하게 일어나는 증상을 말합니다. 무호흡 증상이 반복되고 악화될 경우 수면 부족과 집중력 저하 등의 문제로 일상생활 유지가 힘들어질 뿐만 아니라 심혈관 질환과 뇌졸중 등 중대한 합병증까지 초래할 수 있습니다.

수면 시 무호흡은 목 부위에 지방이 쌓이거나 혀, 편도 등의 조직이 비대해진 경우에 공기 통로인 상기도가 압박되고 좁아져 통로가 막히면서 호흡이 정지되는 현상입니다.

간혹 '중추성 수면무호흡'이라고 해서 호흡 기능을 관장하는 뇌와 근육의 신호 전달에 문제가 생겨 발생하는 경우도 있습니다. 의심스러운 증상이 있다면 즉시 전문의의 진찰을 받아보아야 합니다.

Q15 | 오연 사고를 방지하려면 입안을 늘 깨끗이 해야 하나요?

A 구강 청결은 흡인성 폐렴 예방에 도움이 됩니다.

양치질 등의 구강 청결을 소홀히 하면 입안에 세균이 증식하기 쉽습니다. 그런 상태에서 침을 넘기다 사레가 들면 입안의 세균이 침과 함께 기관이나 폐로 침입해 염증을 일으킬 수 있습니다. 이것이 악화되면 흡인성 폐렴이 되는 것이지요.

연하 기능이 약해져 오연이 우려된다면, 구강 청결에 각별히 신경 쓰는 것이 좋습니다. 아침, 점심, 저녁으로 식사 후 양치질을 하고 치실이나 치간 칫솔을 사용해 구강 청결을 꼼꼼하게 관리한다면 흡인성 폐렴의 발병 확률을 줄일 수 있습니다.

오연 사고를 줄이려면 구강 청결이 중요하다는 인식이 노인 전문 병원과 재활 시설, 요양 병원 등에서 점차 확산되고 있습니다. 연하 기능이 저하된 환자의 구강 청결에 철저를 기하는 의료 시설도 예전보다 증가했습니다. 그러나 개중에는 연하와 관련된 문제는 구강 청결만 신경 쓰면 모두 해결된다는 식의 잘못된 인식을 가지는 곳도 간혹 보이곤 합니다.

물론 구강 청결은 중요합니다. 그러나 이는 어디까지나 흡인성 폐렴을 줄이기 위한 방책이지, 구강 청결을 철저하게 한다고 해서 삼키는 기능이 크게 개선되는 것은 아닙니다. 지금까지 강조했듯이 연하 기능을 향상시키려면 울대뼈 근육을 단련해야 합니다. 호흡, 발성과 같은 트레이닝으로 목을 강화해야 삼키는 힘을 유지하고 향상시킬 수 있습니다.

삼킴 장애와 관련해 향후 의료가 나아가야 할 방향은 구강 청결에만 편중하지 않고, 인후 근력 트레이닝 등을 도입해 연하 기능을 향상시키기 위한 종합적인 노력을 확대해 나가는 것입니다. 삼킴 장애의 원인에 대한 보다 폭넓고 전문적인 이해와 교육이 필요한 시점입니다.

Q16 고령자가 사레들거나 목에 이물질이 걸렸을 때 응급 처치는 어떻게 하나요?

A 응급 시의 정확한 대처법을 숙지해 놓는 것이 좋습니다.

147쪽에서 설명한 것처럼 고령자가 사레들었을 때 상체를 일으킨 상태로 물을 먹이거나 등을 두드리는 조치는 잘못된 방법입니다. 물을 마시면 그 물에 다시 사레가 들릴 가능성이 있고 상체가 수직인 상태에서 등을 두드리면 이물질이 폐로 더 깊이 들어갈 위험이 큽니다.

그렇다면 사레들거나 목에 이물질이 걸렸을 때는 어떻게 해야 할까요? 우선 자발 호흡이 있는 경우에는 기침을 하게 만드는 것이 중요합니다. 이때 기관이 지면과 수평이 되도록 자세를 취해 기침을 하게 하면 목에 걸린 내용물을 쉽게 빼낼 수 있으므로 178쪽 그림처럼 허리를 구부려 앞으로 숙인 자세나 모로 눕힌 자세에서 기침을 시키는 것이 좋습니다. 이러한 자세에서 등을 때려야 효과가 있습니다.

입안을 들여다보고 목에 걸린 이물질이 육안으로 보일 때는 손가락을 넣어 밖으로 빼내도록 합니다. 단, 손가락으로 빼낼 때는 음식물이 더 깊이 들어가지 않도록 각별히 주의해야 하며 비닐장갑이나 고무장갑을 착용하도록 합니다.

진공청소기 노즐을 입에 넣고 막힌 이물질을 흡인하는 방법도 있습니다. 단, 이 경우 혀가 빨려 들어가지 않도록 반드시 입안에 노즐을 넣은 후 전원을 켜야 합니다. 이는 응급 상황에서 주의사항을 정확히 알고 있음을 전제한 것이며, 가급적 질식 시 흡출 전용기구인 '흡인노즐'을 사용하는 것이 바람직합니다.

만약 위의 방법으로도 뺄 수 없다면 즉시 구급차를 불러야 합니다. 구급차가 도착할 때까지 반응이나 의식이 있을 경우에는 하임리히법(Heimlich Maneuver)을 실시합니다(178쪽 그림). 환자를 뒤에서 양팔로 끌어안고 복장뼈(흉골)와 배꼽의 중간 부근을 주먹으로 압박해 횡격막을 자극하는 방법입니다. 상대를 뒤에서 양팔로 감싸듯 안는데, 한 손은 주먹을 쥐고 다른 한 손으로 그 손을 감싸 잡아 배 안쪽으로 재빨리 강하게 압박하는 동작을 반복 실시합니다. 의식이 없으면 심폐소생술과 같은 1차 응급 처치가 필요합니다.

앞에서 말했듯이 2011년도에는 오연에 의한 질식사고 사망자 수가

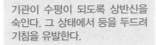

목에 이물질이 걸렸을 때의 응급 처치법

기관이 수평이 되도록 상반신을 숙인다. 그 상태에서 등을 두드려 기침을 유발한다.

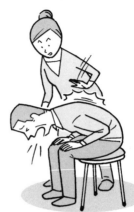

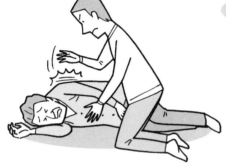

모로 눕힌 다음 등을 두드려서 기침으로 이물질을 뱉어내게 한다.

하임리히법

복장뼈와 배꼽 중간에서 두 손을 맞잡고 간격을 두고 콱, 콱 두 손으로 횡격막을 압박한다.

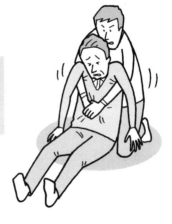

같은 해 교통사고에 의한 사망자 수를 앞질렀습니다. 중대 교통사고만큼이나 질식 사고에 대한 대처가 중요한 시점이라 할 수 있습니다. 그러므로 이러한 응급 처치를 잘 숙지해 위급한 상황에서 당황하지 말고 침착하게 대처할 수 있기를 바랍니다.

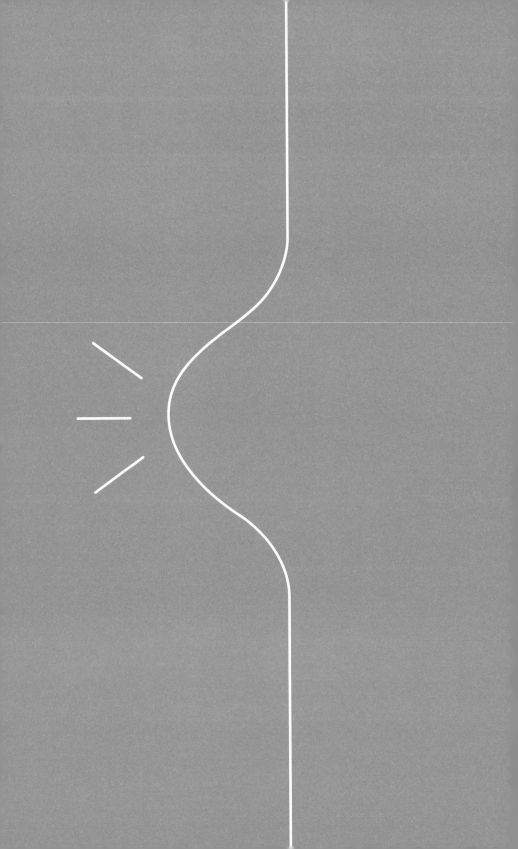

제 **6** 장

·

인간은 목구멍부터 늙고 목구멍부터 되살아난다

잘 먹고 잘 삼키며
오래도록 행복한 인생 살기

먹는 즐거움은
삶을 행복하게 한다

여러분은 일상을 보내면서 무엇을 할 때 가장 즐거운가요? 하루 중 무슨 일을 하고 있을 때가 가장 행복한가요?

물론 사람마다 답이 다르겠지요. 하지만 아무래도 "먹을 때가 가장 행복합니다."라고 말하는 사람이 가장 많지 않을까 싶습니다. 식욕은 성욕, 수면욕과 더불어 인간의 원초적인 욕구 가운데 하나입니다. 식욕이 채워져야 인간은 욕구가 충족되면서 만족감을 느끼지요. 음식이 맛있으면 행복감은 한층 더해집니다. 한 입 한 입 음식이 입으로 들어올 때마다 희열을 맛봅니다.

만약 인생에서 먹는 즐거움이 사라진다면 어떨까요? 매우 재미없고 쓸쓸한 인생이 될 것입니다. 갑자기 삶의 의욕을 상실할 수도 있습니다. 먹지 못함을 바라는 사람은 이 세상에 단 한 명도 없을 것입니다.

먹는 즐거움을 오래도록 만끽하면서 사는 것이야말로 우리가 누릴 수 있는 지상 최대의 행복 가운데 하나가 아닐까 싶습니다. 나이 들어서도 다양한 음식을 맛있게 먹을 수 있는 건강함을 유지하는 것은 우리가 바라는 가장 근본적인 행복일 것입니다.

여러분 생각은 어떤가요? 이에 공감한다면 먹는 힘, 삼키는 힘이 약해지지 않게 지금부터 노력해야 할 것입니다. 음식을 삼키지 못하게 되면 입으로 영양을 섭취하는 것은 물론 먹는 즐거움마저 잃을 것입니다. 삶의 행복과 기쁨을 잃지 않기 위해서는 삼키는 힘을 오래도록 유지할 수 있도록 노력해야 합니다. 마지막 장에서는 삼키는 힘을 유지한다는 것이 우리 삶에서 어떤 의미를 가지는지 다시금 새겨 보기로 합니다.

입으로 먹지 못하게 된다면
어떻게 해야 할까?

야생동물이 먹이를 먹지 못하게 되면 죽는 수밖에 없습니다. 자연 속에서 살아가는 생물에게 '먹지 못함 = 죽음'의 이치는 피할 수 없는 운명과도 같지요.

인간 또한 스스로 먹지 못하게 된다면 죽음을 어느 정도 예상하는 것이 타당할지 모릅니다. 그러나 인간에게는 스스로 먹지 못하게 되더라도 주변에서 음식물을 입에 넣어주는 상호보완적 시스템이 마련되어 있습니다. 연하 기능만이라도 살아 있으면 간병을 받아가면서 상당 기간 버틸 수 있습니다. 걷지 못하고 자리보전하는 상태라 해도 '음식을 입으로 먹는 기능'만 살아있으면 어떻게든 '인간답게' 생을 이어갈 수 있습니다.

연하 기능이 너무나 약해져서 입으로 음식이 들어가는 족족 사레가 들어 전혀 입으로 넘기지 못하게 된다면 어떻게 될까요? 대개는 이 시점에서 흡인성 폐렴이 발병하거나 체력이 급격히 약해지면서 매우 좋지 않은 상황에까지 이르게 됩니다.

단, 그중에는 '입이 아닌 다른 방법으로 영양을 공급하는 수단'을 취하면서 연명하는 경우도 있습니다. 바로 위루를 조성하는 것입니다. 앞에서도 이야기한 바 있듯이, 위루는 내시경을 이용해 위(胃)에 작은 구멍을 뚫는 것을 말합니다. 이 구멍에 튜브를 연결하여 외부에서 위로 영양과 수분을 직접 공급합니다.

위루는 장점과 단점이 있습니다. 위루를 만들어 튜브로 영양을 관리하면 경구로 먹지 못하더라도 오랫동안 연명이 가능합니다. 침이나 역류물로 인한 오연이 일어날 가능성은 남지만 흡인성 폐렴이 유발될 위험은 크게 줄어듭니다. 게다가 음식을 떠먹여야 하는 수고가 덜어지므로 간병의 부담도 감소하지요.

반면 많은 문제점도 지적되고 있습니다. 고액의 비용과 합병증의 위험도 문제이지만, 특히 우려가 되는 것은 삶의 존엄성과 관련된 부분입니다. 고령이면서 위루를 만들어야 할 정도로 연하 기능이 쇠약해진 사람은 체력과 근력 또한 상당히 떨어져 있기 때문에 자리 보전하는 경우가 적지 않습니다. 또한 계속 누워 있어 활동량이 극히 적은 생활이 오래 지속되다 보면 뇌의 인지 기능도 저하됩니다.

점차 의사소통 능력을 잃어가면서 자기 의지로 사는 것이 아닌 외부의 힘을 빌려서 살아가는 삶이 되어 버립니다. 그러면 '과연 그런 상태로 연명하는 것이 옳은가?' 하는 인간다움이나 존엄성과 관련된 문제가 제기되지요.

고령자에게 위루를 조성할 것인가 말 것인가는 매우 민감한 문제입니다. 이 문제의 판단은 본인이 아니라 가족이나 친척에게 맡겨지는 경우가 많은데, 가족이나 친척들도 각자 입장에 따라 다양한 의견이 있을 수 있습니다. 만약 연로한 부모에 대해 의사로부터 "지금 위루를 만들지 않으면 사망할 가능성이 큽니다."라는 말을 듣게 된다면 조금이라도 더 오래 살아 주셨으면 하는 마음에 위루를 선택하는 경우도 있을 것입니다. 또는 '6개월 뒤에 손자가 태어나니 그때까지는 버텨 주셨으면……' 하는 이유도 있을 수 있습니다.

의사들 사이에도 다양한 관점이 존재합니다. '위루 추진파' 의사가 있는가 하면 '위루 신중파', '위루 반대파'인 의사도 있습니다. 위루를 조성하느냐 마느냐의 선택은 어디까지나 환자에게 달려 있지만 담당의가 어떤 의식을 가졌느냐에 따라서도 영향을 받을 수 있습니다. 최근 의학계의 흐름을 크게 나누면 약 20%의 의사들은 위루 추진파, 나머지 80%는 신중파 또는 반대파로 구분할 수 있을 듯합니다.

굳이 따진다면 저는 신중파라고 할 수 있는데, 삼킴 기능이 회복될 여지가 있을 때는 위루 조성을 권하기도 합니다. 어느 입장이든

'위루가 필요하지 않도록 삼키는 힘을 유지하고 향상시키는 데 최선을 다하는 예방 의학'이 의료가 취해야 할 본연의 자세가 아닐까 싶습니다.

지금까지 강조했듯이 일찍부터 열심히 삼키는 힘을 단련한다면 수명을 다하기 전까지 오래도록 맛있게 먹으면서 살 수 있을 것입니다. 생애 마지막 날까지 즐겁게 식사를 하다가 잠들 듯이 떠나는 것도 불가능하지 않을 것입니다. 그러면 위루를 만드느냐 마느냐와 같은 문제로 고민할 필요도 없겠지요.

훗날 후회하지 않기 위해서라도 우리는 있는 힘을 다해 연하 기능 유지에 최선을 다해야 합니다. 입으로 먹는 기능을 잃지 않도록 날마다 우리가 할 수 있는 것에 최선을 다해 봅시다.

음식을 목으로 삼킬 때
몸도 뇌도 인간다움을 회복한다

사람은 입으로 음식을 먹으면서 힘과 생기를 얻습니다. 저는 지금까지 연하 기능을 회복하면서 잃었던 원기와 활력을 되찾은 환자를 수없이 만났습니다. 연하 기능이 악화되어 이대로 가면 위루는 불가피할 것 같았던 환자가 삼키는 힘을 회복하면서 다시 입으로 먹을 수 있게 된 경우도 있었고, 뇌졸중으로 연하 기능이 저하된 환자가 열심히 재활 치료를 받음에 따라 다시 입으로 먹게 되면서 위루를 제거한 경우도 있었습니다.

입으로 먹을 수 있게 되면 곧바로 눈빛이 되살아나고 얼굴에도 생기가 돌면서 감정 표현이 풍부해지고 의사소통도 명확해집니다. 그리고 예전과는 전혀 다른 사람처럼 느껴질 만큼 기운을 회복하면서 본래의 인간다운 모습을 되찾습니다.

 이렇게 큰 변화가 일어나는 이유는 무엇일까요? 의학적으로 정확히 규명된 바는 없으나 아마도 입으로 먹는 행위가 뇌를 비롯한 신체 전반에 큰 자극을 주는 것이 아닐까 추측됩니다. 입으로 음식을 먹는 행위는 '눈으로 요리를 보다', '코로 향을 맡다', '혀로 맛보다', '치아로 씹다', '음식을 삼키다', '음식을 소화하다'와 같이 매우 다양한 기능을 필요로 합니다. 오감을 사용해야 하고 손, 턱, 인후, 소화기 등의 다양한 신체 기능도 활발하게 가동되어야 하지요.

 이런 자극은 분명 상상하는 것 이상으로 우리의 뇌와 몸에 강한 자극이 될 것입니다. 어쩌면 입으로 먹는 행위가 뇌와 몸을 움직이는 시그널로 작용하는지도 모릅니다. 어느 경우든 '입으로 먹다', '제대로 삼키다'와 같은 행위를 할 수 있느냐 없느냐는 사람의 뇌나 신체의 활성도에 극적인 변화를 준다는 사실을 부정할 수 없을 것입니다. 특히 나이 들어서 뇌와 몸의 기능이 눈에 띄게 저하된 경우 원기회복 여부는 연하 기능에 달려 있다고 해도 과언이 아닙니다.

 저는 인간은 목부터 늙는 생명체이자 동시에 목부터 되살아나는 생명체라고 생각합니다. '입으로 먹다', '제대로 삼키다'의 행위에는 우리의 뇌와 몸을 되살리는 힘이 잠재되어 있습니다. 그러므로 뇌와 몸을 오래도록 건강하게 작동시키기 위해서라도 먹는 기능, 삼키는 기능이 떨어지지 않도록 노력해야 합니다.

당연한 일을
당연하게 할 수 있는 것이
가장 중요하다

　인후는 연하, 호흡, 발성과 같이 인간의 생명 유지에 없어서는 안될 기능이 집중되어 있는 기관입니다. 그런데 이렇게 중요한 기관임에도 평소 인후 건강 관리에 신경을 쓰는 사람은 그리 많지 않은 듯합니다.

　아마도 '삼키다', '숨을 쉬다', '목소리를 내다'와 같은 행위가 평소 무의식중에 너무나 자연스럽게 이루어지기 때문에 그에 대해 특별히 신경을 써야겠다는 생각이 들지 않는 게 아닐까 싶습니다. 그래서 더욱 무서운 것이지요.

　"식사도, 숨 쉬는 것도 평소와 똑같고 특별히 아픈 데도 없으니 괜찮아." 연하를 비롯한 인후 기능은 이렇게 방심하고 있는 사이 자신도 모르게 서서히 저하됩니다. 나이 들어서 "목이 영 좋지 않네.", "먹는 게 왜 이렇게 힘들어졌지?" 하고 자각할 때는 이미 상당히 기능이 쇠약해져 있는 경우가 대부분입니다.

그렇기에 젊어서부터 의식적으로 인후 상태에 주의를 기울이면서 노화를 방지해야 하는 것입니다. 아무리 괜찮다 생각되어도 '삼키다', '숨을 쉬다', '목소리를 내다'와 같은 기능이 약해지지 않도록 신경을 써야 합니다. '당연한 것을 당연하게 할 수 있는 것이 가장 중요하다.'라는 의식을 가지고 이른 시기부터 인후 관리와 단련에 힘써야 합니다.

사람은 누구나 나이를 먹고, 나이 들면 늙는 것은 당연한 이치입니다. 지금은 당연하게 할 수 있는 일도 언젠가 나이가 들어 힘이 떨어지면 못하게 되는 날이 올 수 있습니다. 안타깝게도 노화의 흐름은 거스를 수 없습니다.

다만 흐름을 거스를 수는 없더라도 늦추는 것은 가능합니다. 당연한 일을 당연하게 할 수 있도록 젊어서부터 열심히 관리하고 강화한다면 그 기능을 오래 유지하면서 노화를 늦출 수 있습니다. 평소 인후 관리와 트레이닝을 습관적으로 실시하면 연하, 호흡, 발성 등의 필수 기능을 건강하게 유지할 수 있고, 훗날 입으로 먹는 데 어려움이 없는 건강한 노후를 설계하는 것 또한 가능할 것입니다.

이른 시기부터 정성을 기울이는 자세가 결과적으로 수명 연장으로 이어진다고 저는 믿고 있습니다. "지금은 아무런 문제가 없다."라며 손을 놓고 있으면 상황은 어려워집니다. 평소 인후 건강 관리에 의식적으로 신경을 쓰면서 당연히 누렸던 기능을 원활하게 유지하도록 해야 합니다. 그럼으로써 노화의 흐름을 늦추어 건강 수명을 늘려 나가기를 바랍니다.

삼킴 장애를
전문 분야로 선택하게 된 이유

여기서 잠시 제가 왜 이토록 연하 문제에 관심을 갖게 되었는지 그
리고 삼키는 힘을 길러야 할 필요성을 많은 이들에게 알려야겠다고
결심하게 된 이유가 무엇인지 이야기하고자 합니다.

의사가 된 지 얼마 되지 않았을 무렵, 저는 대학병원의 이비인후과
및 두경부외과와 구명의료센터(중증 외상을 비롯한 중증 환자에 대한 고도
의 특수 진료를 실시하는 의료기관. 한국의 권역응급센터 또는 3차응급센터와 같
은 역할을 함)에서 레지던트로 근무했습니다. 대학병원에는 두경부암
(상악·구강·인두·후두 등에 발생하는 암) 등 심각한 질환으로 입원하는
환자들이 많았고 이러한 환자들을 대상으로 한 대수술이 밤낮을
가리지 않고 이루어졌습니다. 구명구급센터에는 사고로 중상을 입

은 사람이나 갑자기 몸 상태가 악화된 고령자 등 매우 많은 환자들이 이송되었습니다.

암 수술 같은 경우는 때로 10시간이 훌쩍 넘게 걸리기도 합니다. 수술을 집도하는 의사는 어떻게 해서든 수술을 성공시키기 위해 자신이 가진 모든 기술과 체력을 쏟아 붓습니다. 이처럼 수술에 엄청난 노력과 공을 들이기 때문에 수술이 성공적으로 끝나면 환자와 가족은 물론 의료진 모두가 안도의 한숨을 내쉽니다. 그리고 대수술을 마친 환자는 수술실에서 병동으로 옮겨져 몸이 회복될 때까지 안정을 취하게 되는데, 당시 레지던트였던 저에게 맡겨진 임무가 이런 수술 후 환자들을 관리하는 것이었습니다.

그런데 어느 날, 수술 후 일주일 정도 경과한 환자가 폐렴에 걸려 갑자기 사망하는 일이 벌어졌습니다. 수술이 잘못된 것도 아니었고 증상이 재발한 것도 아니었습니다. 수술 후 관리가 소홀했던 것도 물론 아니었습니다. 그 어려운 수술을 견뎌내고 이제야 겨우 살았다고 기뻐했는데 도대체 무슨 이유로 사망했을까요. 원인은 다름 아닌 흡인성 폐렴이었습니다. 수술 후 체력과 면역력이 약해져 있는 상태에서 자기 침에 사레가 들었다가 폐렴이 생겨 사망한 것이었습니다.

저는 이 상황을 겪으면서 이루 말할 수 없는 허무함을 느꼈습니다. "힘든 수술을 견뎌내고 이제 겨우 새 삶을 이어가나 했는데 고작 본인의 침에 사레들어서 죽음을 맞이하다니⋯⋯. 이럴 거면 환자의 인내와 고통, 의사의 노력이 무슨 소용인가……."라는 생각 때문에 너무도 괴로웠습니다.

게다가 당시는 현재처럼 오연과 흡인성 폐렴에 대한 문제 인식을 명확히 하고 있던 때가 아니었습니다. 체력 저하로 흡인성 폐렴이 생기면 더 이상 가망이 없다고 보는 현실 앞에서 의사로서 무력감을 느꼈고, 동시에 분함과 답답함을 마음속에 품게 되었습니다. 저는 이 문제를 어떻게든 해결하고 싶었습니다. 이를 계기로 삼킴 장애를 전문 분야로 선택할 것을 결심했고 이 분야를 깊이 연구하게 되었습니다.

제가 병원 레지던트로 근무했던 당시와 비교하면 연하에 대한 지금 의료종사자들의 인식은 비약적으로 향상되었습니다. 수술 후 오연 방지를 위한 관리에도 만전을 기하고 있으며 환자를 대상으로 한 흡인성 폐렴 예방을 위한 구강 관리와 삼킴 지도도 기본적으로 실시되고 있지요. 그러나 제가 볼 때 향후에는 지금보다 중요성이 훨씬 더 강조될 것입니다. 의료종사자들은 삼키는 힘에 대한 문제의식을 좀 더 강하게 가져야 할 것이며, 일반인들 또한 삼키는 힘의 중요성을 심각하게 인지해야 합니다.

삼키는 힘을 단련하는 것은 개인의 생명력을 강화하는 것과 직결됩니다. 삼키는 힘에 대해 깊이 있게 이해하고 이른 시기부터 삼키는 힘 트레이닝에 힘쓰는 사람들이 늘어난다면 아마 인류의 생명력은 더욱 강화될 것입니다. 예전보다 몸의 노화가 늦춰지고 장수하는 사람이 더 많아지며, 병원에서의 대수술로 분명 살릴 수 있었던 생명이 오연으로 죽음을 맞는 불행한 일도 줄어들 것입니다.

언젠가 모든 이가 삼키는 힘의 중요성을 깨닫고 삼키는 힘을 단련하여 생명력을 얻으며 활기차게 살아가는 것, 반드시 그런 날이 오리라 믿고 있으며 이것이 바로 제가 꿈꾸는 건강 사회입니다.

삼키는 힘을 단련해
잘 먹고 건강하게 지내며
오래도록 행복한 인생 살기

지금까지 삼키는 힘을 유지하는 것이 얼마나 중요한지를 다각도로 살펴보았습니다. 글의 시작에서 "삼키는 힘이야말로 건강 장수를 실현하기 위해 절대적으로 필요한 기능"이라고 말한 바 있습니다. 책을 다 읽은 독자라면 이 말을 충분히 이해했으리라 믿습니다.

앞서 말했듯이 인간은 먹지 못하면 제대로 살아갈 수 없는 존재입니다. 먹는 행위는 우리에게 생명력을 제공하고, 먹는 기쁨과 만족감을 가져다줍니다.

그렇습니다. 인간은 먹는 힘을 잃지 않는 것이 무엇보다 중요합니다. 그리고 먹는 힘을 잃지 않으려면 삼키는 힘을 오래도록 유지해야 합니다. 삼키는 힘을 계속 유지하려면 평소 부지런한 관리와 단련을 통해 인후 건강을 지켜내야 합니다.

이렇게 본다면 우리가 행복한 인생을 사느냐, 살지 못하느냐의 열쇠는 인후 건강에 달려 있다 해도 과언이 아닐 것입니다. 개인의 행복이 '목구멍'에 달려 있다고 말하면 농담처럼 들릴지도 모르겠지만, 저는 진지하게 믿고 있습니다.

인후 건강은 우리가 건강하게 장수할 수 있느냐를 결정짓는 커다란 요인이자 나이 들어서 삶의 질을 좌우하는 요소입니다. 우리가 인생의 마지막 장을 행복하게 보내느냐 마느냐는 인후 건강 즉, 먹느냐 먹지 못하느냐, 삼킬 수 있느냐 없느냐에 달려 있습니다. 인후 건강의 중요성을 일찍이 깨닫고 삼키는 힘을 단련해온 사람과 인후 건강을 소홀히 한 채 삼키는 힘을 잃어버린 사람과는 분명 인생의 후반부에서 극명한 차이가 날 것입니다.

'한 사람은 90세, 100세까지 장수하여 오래도록 맛있게 먹으며 행복한 인생을 보낸다. 다른 한 사람은 70세에 이미 먹지 못하게 되어 병원과 요양시설에서 실의에 빠진 채 여생을 보낸다.' 이렇게 역력한 차이가 날 수도 있는 것입니다.

과장된 이야기가 아닙니다. 그만큼 차이가 난다 해도 전혀 이상할 게 없는 것이 현실입니다. 목구멍에는 개인의 인생을 좌우하는 큰 힘이 깃들어 있습니다. 앞으로의 삶을 충실하고 행복하게 살기 위해서라도 자신의 인후 건강을 소중하게 생각하기 바랍니다. 삼키는 힘을 단련하는 것은 행복한 노후 생활을 위한 투자입니다. 젊어서부터 조금씩 꾸준하게 투자해 놓는다면 그만큼 행복하고 편안한 노후를 보낼 수 있겠지요. 미래의 나를 위해 하루라도 젊을 때 삼키는 힘과 생명력을 비축해 놓기 바랍니다.

지금도 결코 늦지 않았습니다. 70세, 80세가 되어서도 인후 근육은 얼마든지 단련할 수 있으니까요. 삼키는 힘이 유지된다면 90세, 100세가 되더라도 맛있는 음식을 온전히 즐기며 먹을 수 있습니다. 수명이 다하는 그날까지 건강하게 먹고 건강하게 사는 삶을 유지하도록 노력하기 바랍니다.

다시 한 번 강조하지만 건강 장수 실현은 '삼키는 힘'이 핵심입니다. 삼키는 힘을 단련하여 먹는 힘과 생명력을 키움으로써 스스로의 힘으로 행복한 인생을 살아가기를 진심으로 바랍니다.

입으로 먹는다는 것,
몸이 건강한 것, 마음이 편안한 것,
이들 모두는 연결되어 있다

요즘에는 TV에서도 종종 폐렴을 특집으로 다룬 프로그램을 볼 수 있습니다. 제가 연하 의료를 공부하기 시작한 당시와 비교하면 한층 높아진 대중의 관심도에 격세지감을 느낍니다. 또 그만큼 폐렴이 사회 문제가 되었음을 반증하는 것이기도 하겠습니다.

다만 반대급부로 수많은 예방의학 지식들이 세간에 넘쳐나고 있는 것도 사실입니다. 물론 그러한 치료들은 나름대로 필요한 이유가 있고 연구 결과와 과학적 근거를 갖춘 것들도 있습니다. 하지만 환자의 증상과 상황에 대한 고려 없이 '연하 치료는 이게 최고'라며 늘 같은 패턴으로 동일한 치료를 실시하는 것은 문제라고 생각합니다. 저는 매일 진료실에서 환자를 접할 때마다 몇 번이고 자문자답합니다.

"정말로 이 환자에게 이 치료법이 적절한가?"

"가장 효과가 있는 방법을 선택했는가?"

이런 임상 경험들을 바탕으로 생각할 때 폐렴과 연하 치료에 있어서 이것이 유일한 정답이라는 건 없습니다. 환자마다 원인도, 그에 따른 치료 방법도 모두 다르기 때문에 환자 개개인에 따른 맞춤형 치료가 필요할 수밖에 없는 것입니다. 이 자리를 빌려서 이 한마디만은 꼭 하고 싶습니다. 의료계에 종사하는 사람이라면 누구나 환자에게 가장 적정한 의료를 실시할 의무와 책임이 있습니다.

"만약 내가 환자라면 어떤 치료를 받고 싶을까?"
"만약 내 부모라면 어떤 치료를 받게 할 것인가?"

이 생각을 늘 가슴에 품고 환자를 대하기를 바랍니다. 굳이 제가 당부하지 않아도 분명 이처럼 생각하고 있는 사람이 많을 거라 믿습니다. 많은 의료인들이 치료가 끝난 후 환자로부터 듣는 감사의 말을 인생의 큰 보람으로 여기며 살고 있습니다.

또한 연하 치료는 장기전이 되는 경우가 대부분입니다. 환자 본인은 물론 가족들도 최대한 긍정적인 자세로 끝까지 제대로 치료를 받는 것이 매우 중요합니다.

여기까지 책을 읽었다면 이제는 잘 알 것입니다. 입으로 먹는 것, 몸이 건강한 것, 마음이 편안한 것, 이들은 모두 연결되어 있으며 우리의 건강 지킴이가 바로 목구멍이라는 사실을 말입니다.

이 책에서 소개한 인후 운동은 5분만 투자하면 누구나 시작할 수 있습니다. 이 운동을 하는 것만으로도 울대뼈가 확연히 올라가고

10년 후에도 활력 있게 지낼 수 있는 힘을 비축할 수 있습니다. 이렇게 효율적이고 좋은 투자가 또 어디 있을까요? 끝까지 충만한 인생을 즐기기 위해, 오래도록 건강한 몸과 마음을 유지하기 위해 다 함께 인후를 움직이도록 합시다.

마지막으로 언제나 긍정적으로 치료에 임해 주는 환자분들과 정말 든든하고 의지가 되는 병원 직원들, 그리고 나를 항상 지지해 주는 내 가족들. 아픈 사람을 치료하는 업무를 매일 기분 좋게 완수할 수 있는 것도 모두 여러분 덕분입니다. 당신들과 삶을 함께 할 수 있어 참으로 행복합니다. 이 자리를 빌려서 진심으로 감사의 마음을 전하고 싶습니다.

니시야마 고이치로

폐렴을 막으려면
목을 단련하라

1판 1쇄 | 2018년 9월 20일
지은이 | 니시야마 고이치로
옮긴이 | 오승민
발행인 | 김인태
발행처 | 삼호미디어
등 록 | 1993년 10월 12일 제21-494호
주 소 | 서울특별시 서초구 강남대로 545-21 거림빌딩 4층
www.samhomedia.com
전 화 | (02)544-9456(영업부) / (02)544-9457(편집기획부)
팩 스 | (02)512-3593

ISBN 978-89-7849-587-5 (13510)

Copyright 2018 by SAMHO MEDIA PUBLISHING CO.

이 도서의 국립중앙도서관 출판예정도서목록(CIP)은
서지정보유통지원시스템 홈페이지(http://seoji.nl.go.kr)와
국가자료공동목록시스템(http://www.nl.go.kr/kolisnet)에서 이용하실 수 있습니다.
(CIP제어번호: CIP2018026970)